DE

LA CINÉSIALGIE

SPÉCIALEMENT DANS LE

DIASTASIS MUSCULAIRE

ET DE SA GUÉRISON INSTANTANÉE

PAR LA

FARADISATION LOCALE

PAR

A. GUBLER.

Professeur de thérapeutique, membre de l'Académie de médecine, médecin de l'hôpital Beaujon.

I. — DE LA CINÉSIALGIE EN GÉNÉRAL.

Je désigne sous le nom de *cinésialgie* (de χίνησις, mouvement ou contraction, et ἄλγος, douleur) l'état d'un muscle dont la contractilité ne peut être mise en jeu sans déterminer localement une douleur souvent très-vive, aiguë, parfois intolérable, et toujours plus ou moins incompatible avec l'exercice régulier de la fonction motrice.

Ce mot ne fait pas double emploi avec celui de « myalgie, » introduit depuis quelques années dans le langage médical, et qui s'applique uniquement aux douleurs musculaires rhumatoïdes. L'expression que je propose possède, comme cela ressortira de la suite de ce travail, un sens beaucoup plus large ; car le phénomène qu'elle précise intervient en qualité d'élément morbide dans un grand nombre d'états pathologiques variés. A ce titre, il mériterait de devenir l'objet d'un chapitre de pathologie générale dont nous allons simplement esquisser les traits principaux.

Les *douleurs de contraction*, ainsi que je les nomme encore quelquefois, se rencontrent partout où existent des appareils contractiles : dans ceux qui appartiennent à la vie intérieure comme dans ceux de la vie de relation, dans les fibres lisses aussi bien que dans les fibres striées.

Les conditions au milieu desquelles apparaît ce symptôme sont multiples et diverses. Néanmoins on peut établir sous ce rapport deux grandes catégories de faits : premièrement, ceux où l'inflammation joue probablement un rôle dans la production du phénomène ; deuxièmement, ceux où la cinésialgie ne paraît en aucune façon pouvoir se rattacher à un travail inflammatoire qui se serait développé dans le muscle affecté.

Les contractions musculaires sont douloureuses dans le rhumatisme musculaire (myalgie, lumbago), dans les affections *a frigore* de même siége et de même forme, bien qu'étrangères à la diathèse rhumatismale, et dans les myosites en général. Elles le sont également ment à la suite des contusions, des arrachements et des accidents traumatiques consécutifs, ou quand les parties charnues sont le siége d'une solution de continuité résultant d'un travail ulcératif dit spontané. Le point latéral de la pleurésie n'est autre qu'une cinésialgie restreinte à un étroit espace. Mais il est des pleurites dans le cours desquelles la douleur de contraction se répand dans tout le côté correspondant du thorax, occupant non-seulement les muscles intercostaux, mais encore les plans musculaires superficiels : grand dentelé, etc. Il en résulte même de telles souffrances au moindre changement de position, que l'immobilisation absolue du côté malade devient alors la première condition de la cure.

Dans tous ces cas, l'esprit conçoit la possibilité ou bien l'observation démontre la réalité d'une altération inflammatoire des fibres musculaires, striées, et la douleur s'explique naturellement par la sensibilité exaltée ou pervertie de tout organe enflammé. Plusieurs autres faits empruntés à la pathologie des organes munis presque exclusivement de fibres lisses comportent la même interprétation ; tels sont : le ténesme et les épreintes qui caractérisent la dysentérie proprement dite et les entéro-colites ulcéreuses ; la dysurie et le spasme vésical dans l'inflammation calculeuse et la cystite du col ; les crampes d'estomac dans l'ulcère simple de cet organe ; certaines douleurs accompagnant la métrite parenchymateuse, les péritonites circonscrites, les œsophagites, les angines, les ophthalmies compromettant l'appareil des muscles intrinsèques ; et, peut-être, les douleurs angoissantes et si périlleuses de l'*angor pectoris*, lorsqu'il existe des lésions cardiaques.

Mais il est d'autres circonstances, plus fréquentes encore, où la douleur de contraction atteint son maximum d'intensité sans pouvoir être mise sur le compte d'une altération inflammatoire de la fibre charnue. C'est ce qui a lieu dans les simples pleurodynies et dans ces douleurs fugaces, localisées tantôt sous le sein, tantôt sur l'un des points du pourtour de la base de la poitrine, au niveau de la rate ou dans quelque autre région, lesquelles se font sentir pendant un moment à chaque répétition de l'acte respiratoire ou d'un mouvement actif quelconque. C'est aussi le cas pour ces douleurs lombaires réveillées à chaque déplacement du tronc ou du corps entier, chez les personnes affectées d'inflammations des organes pelviens, et spécialement chez les femmes qui portent des lésions utérines.

Les crampes des mollets, parfois horriblement violentes, jusqu'au point d'amener la syncope, sont un type de cinésialgie fugace sans lésion préalable, inflammatoire ni autre, de la fibre musculaire. On pourrait en rapprocher certains tics douloureux, constituant de véritables accès de cinésialgie, où la souffrance me paraît provenir de la convulsion excitée dans la région musculaire par le filet moteur qui l'anime, contrairement à ce qui se passe dans les névralgies convulsives proprement dites où l'initiative appartient au nerf de sentiment.

A la première classe de ces affections, constituées par la combinaison d'un élément spasmodique et d'un élément névralgique, réciproquement subordonnés, se rattacherait, selon moi, la terrible névralgie qui complique quelquefois la fissure anale et qui serait une espèce de cinésialgie.

La contracture me paraît être aussi le phénomène primordial dans ce qu'on appelle du nom générique de colique. Les crises douloureuses à travers lesquelles se prépare ou s'accomplit la migration d'un calcul biliaire, d'un gravier urinaire, ou même celle d'une masse stercorale, débutent vraisemblablement par le spasme que provoque la présence du corps étranger ; la douleur n'en est qu'un phénomène secondaire, associé à la contraction désordonnée de la tunique musculeuse. Les coliques hépatiques ou néphrétiques, certaines formes de souffrances stomacales mises sur le compte de la gastralgie pure ; enfin, beaucoup de dysuries et d'affections douloureuses non inflammatoires des organes génitaux, y compris les tranchées utérines de la période menstruelle ou de la parturition : voilà autant de symptômes morbides qui sont à mes yeux des douleurs de contraction, c'est-à-dire de véritables cinésialgies.

Mais les exemples les plus communs de cinésialgie non inflammatoire nous sont fournis par les états morbides issus d'une contraction anormale, irrégulière ou exagérée, provenant soit d'un effort, it de ce qu'on appelle un *faux mouvement*.

Ce caractère sera mis en évidence tout à l'heure, au cours d'une description détaillée de l'affection ; considérons-le, provisoirement, comme démontré et arrêtons-nous un instant pour signaler aux physiologistes ce phénomène étrange d'une douleur intense, parfois atroce, produite par l'acte de la contraction dans un muscle indolore à l'état de repos, insensible à la pression et qui ne présente aucun

signe d'une irritation phlegmasique capable d'en exalter les ansibi-
lité spéciale.

La loi de corrélation des forces physiques et des forces organiques
combinée avec l'hypothèse, en partie vérifiée, de la continuité périphérique des deux divisions, centripète et centrifuge, du système
nerveux, soit directement, soit par l'intermédiaire d'une cellule mul-
tipolaire ou d'un *appareil contractile*, nous fournira sans doute la solution du singulier problème de physiologie pathologique qui se pose
actuellement devant nous.

Ma théorie des *sensations réflexes* s'adapterait sans peine à ce cas
particulier, au moyen de quelques modifications exigées par la présence d'une condition nouvelle dans l'appareil instrumental, à savoir :
l'interposition des fibres musculaires entre les extrémités correspon-
dantes du filet moteur et du filet sensitif. Seulement, pour bien saisir le mécanisme physiologique de cette organisation et ses anoma-
lies fonctionnelles, il est indispensable d'être préalablement fixé sur
le mode d'action des diverses parties ainsi que sur leurs réactions
réciproques.

Or, le muscle est une machine qui se charge elle-même aux dépens
de la force créée par l'oxydation du sang qui le baigne : il ne reçoit du
nerf moteur que le signal de l'action. En d'autres termes, le mécanisme est tout prêt, l'influx nerveux ne sert qu'à l'éclancher ; et
quand la fibre musculaire se contracte, elle ne fait que transformer
de sa force latente en force de cohésion, de manière à rapprocher
brusquement ses particules intégrantes.

A l'état normal, c'est-à-dire dans de bonnes conditions structu-
rales, avec une stimulation nerveuse convenable, avec un muscle
qui répond bien à son excitant physiologique, et dont les molécules
sont libres d'obéir au mouvement de condensation, toute la force
mise en jeu est employée à raccourcir activement le muscle, à en
rapprocher les insertions et à produire un effet mécanique propor-
tionné à sa puissance. En pareil cas, les instruments de précision
ne permettent de déceler dans le sein de la masse contractile ni développement d'électricité, ni élévation de température. Rien n'est
perdu, rien n'est transformé.

Au contraire, si l'écartement entre les points d'attache demeure
fixe et invariable et si, par conséquent, les molécules de la fibre
motrice sont immobilisées au moment de la décharge nerveuse qui
ébranle l'appareil, alors on constate, comme dans les belles expériences de M. le professeur J. Béclard, une évolution de chaleur et
d'électricité en rapport avec le défaut de travail effectif.

A ces modifications physiques se joignent, selon moi, des altérations fonctionnelles jusqu'ici négligées ou méconnues. Toutes les fois que le resserrement musculaire est empêché, et que la force qui devait se transformer en cohésion, puis en action mécanique, rencontre un obstacle à l'accomplissement de sa métamorphose, l'excédant disponible, recueilli par le nerf eisodique, se transforme en courant sensitif, pouvant, suivant son mode et son intensité, engendrer des douleurs plus ou moins vives, à peu près comme un courant électrique, dont la voie d'écoulement est tout à coup fortement rétrécie, donne lieu à une évolution plus ou moins considérable de chaleur et de lumière.

Telle serait, à mon avis, la théorie physiologique de ces *douleurs de contraction*, inexplicables par la phlegmasie du tissu musculaire, et qui forment la partie la plus neuve et la plus intéressante de la classe des *cinésialgies*.

Pour terminer ce chapitre, nous dirons :

Au résumé, il y a lieu d'admettre deux sortes de cinésialgies : l'une due à la sensibilité morbide des muscles enflammés, l'autre en rapport avec une perversion de la contractilité dans les fibres musculaires lisses ou striées.

On peut encore distinguer dans cette dernière catégorie des cinésialgies protopathiques, ou de cause locale, et des cinésialgies secondaires ou réflexes, provoquées à distance.

Nous avons donné précédemment la liste de la plupart des affections dans lesquelles ce symptôme constitue un élément morbide important, et nous terminions cette énumération en disant que les douleurs de contraction sont plus fréquemment observées à la suite d'efforts ou de faux mouvements. Abordons maintenant l'étude de ce dernier ordre de faits, notre principal objectif.

II. — DU DIASTASIS MUSCULAIRE ET DE LA CINÉSIALGIE CARACTÉRISTIQUE DE CETTE LÉSION.

Définition, synonymie. — Il n'est personne assurément qui n'ait eu l'occasion de ressentir, au moment d'un effort ou d'un mouvement mal calculé, cette douleur subite, déchirante, qui se réveille ensuite à chaque contraction dans le même point, et qui a mérité les noms vulgaires d'*effort,* de *coup de fouet,* de *tour de reins* : le premier, rappelant l'origine du mal ; le second, faisant allusion à sa forme ; et le troisième, précisant l'un de ses siéges habituels.

En l'absence de toute notion certaine sur l'état anatomique du muscle affecté, et pour exprimer la similitude des mécanismes de production de la foulure et du coup de fouet, j'ai, depuis longtemps,

imposé à cette dernière lésion, qui est à bien dire l'entorse des muscles, la dénomination de *myodiastasis* ou *diastasis musculaire*.

Cependant j'éprouvai d'abord quelques scrupules en songeant au
sens littéral du mot grec διάστασις qui, signifiant séparation, écartement,
s'applique parfaitement à la divulsion violente de deux surfaces articulaires, mais ne paraît pas convenir aux cas d'efforts musculaires.
Le mot διάτασις, au contraire, exprimant la tension ou la distension
des parties, semblait beaucoup mieux approprié, et *myodatasis*
rendait bien l'idée d'un mal résultant d'une distension, d'un effort
musculaire. Toutefois le mot diastasis a lui-même reçu cette dernière
signification, car on lit dans le *Lexique* de Castelli : *Vox vero* διάστασις
interdum distensionem et porrectionem convulsivam significat. Dès
lors je me crus autorisé à donner la préférence à l'expression plus
euphonique de diastasis, qui devait être immédiatement comprise
de tous ceux qui en connaissent l'emploi en pathologie externe et
qui, de plus, avait l'avantage d'offrir un sens moins précis, répondant
mieux à la complexité et à l'obscurité relative du fait pathologique.

En effet, si nous connaissons assez bien l'anatomie pathologique
de l'*arthrodiastasis* ou de l'entorse, nous ignorons à peu près complétement ce qui se passe dans ce qu'on appelle vulgairement le coup
de fouet, le tour de reins ou l'effort. « C'est à la rupture ou à la déchirure des fibres aponévrotiques ou musculaires, dit Vidal de Cassis
(*Pathol. ext.*), qu'on *attribue* ces douleurs vives éprouvées pendant
certains efforts exécutés par le tronc. »

Quant au coup de fouet proprement dit, dont le siége est à la
jambe, on a cherché à l'expliquer en supposant une rupture du tendon du plantaire grêle, que sa gracilité même exclut de toute intervention efficace dans la motricité du membre abdominal et qui, né-
gligé par le physiologiste, n'était invoqué que dans cette unique
circonstance par le chirurgien, comme si ce petit muscle surnumé-
raire n'avait été placé dans l'économie que pour se rompre et pour
rappeler l'homme au sentiment de sa fragilité. Mais quoiqu'il doive
en coûter à sa gloire, je pense qu'il faut dépouiller le plantaire grêle
de la seule prérogative qui lui ait été accordée jusqu'à présent.

Historique. A part cette hypothèse gratuite et abstraction faite
de certaines vues assez plausibles sur la rupture des fibres musculaires, la science ne nous offre aucun essai de systématisation des faits
qui nous occupent. A la vérité, le diastasis musculaire, généralement
dédaigné par la médecine et la chirurgie officielles, a même été complétement passé sous silence par la plupart des auteurs classiques.

Il n'en est pas fait la moindre mention dans le grand ouvrage de
Boyer, et notre regretté Follin dans son excellent *Traité de patholo-*

gie externe, dignement continué par mon ami M. S. Duplay, ne parle que des larges solutions de continuité des muscles, étudiées d'abord par Roussille Chamseru ; puis par Deramé, Schnell, Roulin, Bouquet, bien décrites surtout par Jean Sédillot, et dont Nélaton a pu rassembler quarante-neuf cas dans ses *Éléments de pathologie chirurgicale,* sans que leur histoire jette aucun jour sur celle du diastasis musculaire.

Et pourtant, une affection éminemment douloureuse, conséquemment épuisante, qui peut occasionner une incapacité de travail assez prolongée pour compromettre non-seulement les intérêts individuels mais encore les intérêts sociaux, quand le patient exerce une fonction importante, une telle affection, alors même qu'elle ne menacerait pas l'existence du sujet et ne grèverait pas son avenir, mériterait encore d'être prise en sérieuse considération par le praticien. — Ai-je besoin d'ajouter, après les développements accordés à la question de la cinésialgie, que le diastasis musculairé, par les problèmes physiologiques qu'il soulève, est digne aussi de toutes les méditations du savant ?

Mes recherches persévérantes, depuis une douzaine d'années, ont toujours été dirigées d'après ce double point de vue, et s'il ne m'a pas été donné de pouvoir élucider beaucoup la question pathogénique, j'ai du moins la satisfaction, ce qui vaut mieux encore, d'avoir rencontré dans l'électricité un excellent moyen de traitement. Cet agent m'a donné constamment des succès dans plus d'une cinquantaine de cas de cinésialgie, et les observations démonstratives qui m'ont été remises par les élèves les plus zélés depuis l'année 1863 jusqu'en 1871, époque où je les ai réclamées avec moins d'insistance, sont au nombre de trente-trois. Le présent travail est fondé sur cette base expérimentale qu'il m'eût été facile d'élargir.

Au reste, la pratique de l'électrisation appliquée aux ouvriers atteints de lumbago, de tours de reins, etc., est devenue traditionnelle à l'hôpital Beaujon, et dernièrement l'un de nos internes, qui promet un savant, M. Ch. Richet, fils de mon éminent collègue et ami le professeur de clinique chirurgicale, frappé des résultats remarquables obtenus par ce procédé, s'empressait de publier la relation d'un succès dont il venait d'être témoin.

Les faits se sont présentés sous le même aspect aux yeux de mes excellents collaborateurs, MM. A. Bordier et E. A. Labbée, dont la conviction à cet égard est formée depuis sept ou huit ans. Enfin, mon ami, M. le docteur Cl. Bonnefin, dont l'expérience est grande en électrothérapie, a eu souvent de son côté l'occasion d'employer la faradisation dans les cas de cinésialgie spontanée ou traumatique, et j'ajoute avec plaisir qu'entre ses mains habiles, comme dans les nôtres, ce moyen a toujours manifesté une souveraine puissance.

Parmi les 32 cas de cinésialgie insérés dans ce travail, et dont la guérison a été rapidement obtenue par l'électrisation, 26 se rapportent au diastasis musculaire et vont nous occuper immédiatement. Les 6 autres, appartenant à différents états morbides, seront exposés en dernier lieu, lorsqu'une analyse aussi complète que possible des douleurs de contraction dans le myodiastasis aura rendu plus facile l'intelligence des autres faits de cinésialgie.

Conditions causales du myodiastasis. — Comme le veut l'une de ses appellations usuelles, le diastasis musculaire est ordinairement la conséquence d'un effort, et la douleur se fait sentir, au moment même, dans la masse charnue raidie par une contraction excessive. Voilà ce que nous enseigne l'expérience.

Dès lors il est aisé de prévoir que les régions le plus souvent affectées seront celles dans lesquelles s'effectuera le travail musculaire le plus considérable, soit pour faire exécuter au corps un mouvement de totalité, soit en vue d'un mouvement partiel qui met particulièrement en jeu certains groupes de muscles.

Or, le travail des muscles des gouttières vertébrales, déjà si grand pour maintenir simplement la station verticale, devient énorme dès qu'un poids considérable se trouve ajouté à celui des parties placées au devant de la colonne et représentant un long bras de levier par rapport aux apophyses épineuses. Il n'y a donc pas lieu de s'étonner si les muscles longs du dos et de la région lombo-sacrée sont, plus souvent que ceux de chacune des autres parties et peut-être que de toutes les autres parties du corps réunies, exposés à des tiraillements, à des ruptures partielles et aux douleurs qui sont la conséquence de ces lésions mécaniques.

Nous possédons en effet 14 observations de ce genre sur un total de 26 cas seulement de diastasis musculaire. En voici deux exemples.

OBSERVATION 1. — *Myodiastasis lombaire* (1). — *Électrisation, guérison.*

(Recueillie par M. RENAULT, externe.)

Un charretier de 40 ans, maigre, de haute taille, de constitution robuste, se présente à la consultation de l'hôpital Beaujon le 17 mai 1868. La veille, en

(1) L'intitulé de cette observation est elliptique : le mot « cinésialgie » est sous-entendu afin d'éviter des répétitions et des longueurs inutiles; d'autant plus inutiles que ce symptôme est constant et que non-seulement c'est lui qu'on veut combattre, mais que même il est le seul auquel s'applique le mot guérison. Nous faisons cette remarque une fois pour toutes.

faisant un effort pour pousser une roue de voiture pesamment chargée, il a entendu un craquement et à senti tout à coup une douleur vive eu un point circonscrit des lombes, et dans le dos au niveau de la dixième vertèbre dorsale. Depuis ce moment il ne peut plier le corps en avant ni le redresser sans éprouver une douleur vive aux deux points que nous venons de signaler.

Il n'y a pas de changement de couleur à la peau, ni de gonflement. M. Gubler fait pratiquer l'électrisation locale. Au bout de quelques minutes la douleur éprouvée par le malade en se baissant et en se redressant a diminué ; mais il a fallu 10 minutes pour que le point douloureux dorsal disparût complétement, et, lorsque le malade est parti après 12 minutes d'électrisation, il ne sentai plus qu'une légère douleur dans les lombes en se baissant.

OBSERVATION 2. — *Lombago, suite d'effort.* — *Application de l'électricité, guérison immédiate*

(Recueillie par M. RETHÓRET, externe.)

Le 17 février 1869, le nommé Louis M..., âgé de 42 ans, maçon, vint à la consultation de l'hôpital Beaujou.

Cet homme se plaignait d'une violente douleur, résultant d'un effort qui l'empêchait de se baisser. M. Gubler me chargea de l'électriser.

Après avoir appliqué assez énergiquement l'électricité à la région lombaire pendant 8 minutes, je demandai au malade comment il se trouvait. Il me répondit qu'il se sentait soulagé, mais qu'il souffrait encore. J'augmentai la charge et appliquai de nouveau le réophore à la région lombaire pendant 5 minutes. Après quoi, j'interrogeai de nouveau le malade qui, devant moi, pour toute réponse, se baissa plusieurs fois sans nulle douleur et partit guéri.

Les autres cas de myodiastasis lombaire sont consignés dans les obs. 9, 10, 11, 14, 15, 17, 19, 20, 22, 23, 24, 25 et 26.

Le mode de production est toujours à peu près le même : c'est un effort pour soulever un fardeau ou retenir le tronc entraîné en avant. Seulement, cet effort ne s'exerçant pas toujours également des deux côtés, dans les muscles spinaux, il en résulte quelquefois, soit la prédominance à droite ou à gauche, soit l'unilatéralité de la lésion musculaire.

Ainsi la douleur lombaire s'est montrée beaucoup plus intense à droite dans cinq cas (Obs. 6, 9, 25, 27, 28) ; à gauche, dans un cas seulement (Obs. 24). Cette fréquence relative s'explique probablement par l'activité prépondérante du membre supérieur droit, et nous pouvons ajouter de toute la moitié droite du corps, car le même rapport de fréquence existe entre le diastasis des autres régions musculaires homologues.

Quelquefois ce n'est pas la masse sacro-lombaire elle-même qui est le siége de la lésion, mais un point très-voisin, comme dans le cas suivant :

OBSERVATION 3. — *Diastasis musculaire.* — *Électrisation, guérison instantanée·*
(Recueillie par M. NISSERON, externe.)

V..., journalier, 74 ans. En chargeant un sac de son il a senti une violente douleur dans le flanc gauche un peu au-dessus du bord supérieur de l'os iliaque. Cette douleur l'empêche de se ployer en avant ou sur le côté droit, et le gêne beaucoup à chaque mouvement violent qu'il est obligé de faire pour l'exercice de son état.

Électrisation au pinceau, ordonnée par M. Gubler, sur la partie affectée. Au bout de 5 minutes nous demandons au malade s'il va mieux. Il nous regarde en riant, ne pouvant croire à une guérison aussi prompte, et fait toutes sortes de mouvements qu'il nous dit lui avoir été complétement impossibles avant l'électrisation. Nous avons pendant 5 minutes encore réitéré l'opération, et le malade sort entièrement débarrassé de son mal, très-heureux d'un pareil résultat.

Chez un autre sujet (Obs. 3), c'était vers le bord externe du carré lombaire droit que se faisait sentir une violente cinésialgie. Mais les muscles larges des parois abdominales sont rarement affectés isolément.

D'ailleurs il n'est pas rare de voir les douleurs de contraction rayonner autour d'un point central, ou plutôt : ces douleurs partagées par les muscles environnants. Ainsi, dans plusieurs cas de tour de reins, j'ai vu le carré lombaire, les muscles de l'abdomen et les fessiers participer à la cinésialgie. Il existait une particularité semblable dans un diastasis lombaire gauche, où la douleur se répandait jusqu'à la région ombilicale ; et chez un malade affecté d'un tour de reins datant de deux mois, la cinésialgie occupait la région fessière en même temps que la région lombo-sacrée.

Cette coexistence de douleurs moins vives, autour d'un point central qui semble en être le foyer, pourrait donner l'idée d'irradiations douloureuses comparables à celles des névralgies, et ferait croire que différents filets nerveux, étrangers au muscle affecté, participent à la douleur excitée par sa contraction, à moins qu'il ne parût plus plausible d'admettre qu'ils ont été directement atteints pendant l'effort.

Nous avons deux fois observé le diastasis musculaire à la base de la poitrine. Voici quelques détails sur l'un de ces faits ; l'autre sera relaté plus loin (*Voy.* Obs. 13).

OBSERVATION 4. — *Diastasis dans les muscles de la région postéro-inférieure du tronc.* — *Électrisation, guérison instantanée.*
(Recueillie par M. PAX, externe.)

Le 4 janvier 1868, un garçon maçon, âgé de 45 ans, vint à la consultation de l'hôpital Beaujon. Cet homme, parfaitement musclé, d'une bonne constitution, a le corps incliné du côté droit, marche difficilement, respire avec peine et par saccades. Il dit que la veille, après avoir levé une pierre pour la passer à un maçon placé sur un échafaudage, il a ressenti une vive douleur dans la partie droite du tronc, douleur siégeant principalement sur les limites inférieures de la cage thoracique, et l'empêchant de faire exécuter au bras et à l'épaule correspondante leurs mouvements ordinaires. Après 8 minutes d'électrisation des muscles de la région postérieure du tronc, principalemen' des muscles trapèze, grand et petit dentelés, des muscles de l'épaule, des muscles grand et petit pectoral, électrisation dont le courant variait d'intensité, le malade déclare ne plus éprouver de douleur. Sa respiration est redevenue normale; pour donner une preuve certaine qu'il ne souffrait plus, il fait exécuter au membre supérieur droit des mouvements désordonnés et remet très-facilement sa chemise et ses autres vêtements.

Mais, après la région lombo-sacrée, c'est le cou et la partie supérieure du dos qui sont le plus fréquemment atteints de diastasis musculaire chez les ouvriers qui se livrent à des travaux exigeant un grand déploiement de forces, et notamment chez ceux qui portent des fardeaux sur la tête. J'ai réuni 5 observations de ce genre dont une seule va trouver place ici. Les autres, utilisées dans les chapitres suivants, portent les nᵒˢ 5, 16, 18, 22.

OBSERVATION 5. — *Diastasis dans le trapèze et dans les muscles rhomboïdes.*
Faradisation locale, guérison instantanée.

(Recueillie par M. PAX, externe.)

Le 12 septembre 1868, S., cordonnier, âgé de 49 ans, né en Prusse, vient à la consultation. La veille dans l'après-dînée il tirait d'un puits un seau plein d'eau, lorsque la corde se rompit. Par un mouvement rapide il parvint à s'en ressaisir, mais le poids du seau, augmenté de toute la vitesse acquise, lui fit éprouver à ce moment une secousse brusque et forte suivie d'une douleur déchirante. Il put néanmoins travailler après l'accident, mais avec grandes précautions, chaque mouvement renouvelant la douleur qui était très-vive. Il se fit mettre la nuit de l'alcool camphré sans aucun bénéfice, et, se sentant le matin incapable de travailler, se présente à l'hôpital Beaujon. Le malade respire facilement, mais quand on lui commande de lever les bras il ne le fait qu'avec appréhension, en raison de la vive douleur que lui cause ce mouvement. La douleur est située dans la région postérieure du cou et du tronc, au-dessus d'une ligne qui réunirait les deux pointes inférieures des omoplates, mais elle est beaucoup plus intense à gauche qu'à droite. Les mouvements du membre thoracique droit s'exécutent, péniblement à la vérité, tandis que ceux du membre thoracique gauche sont absolument impossibles. On applique sur la région douloureuse un courant très-faible, progressivement accru. Après une séance de 15 minutes, interrompue à deux reprises, le malade est complétement guéri. Il se lève, marche, et fait exécuter au tronc des mouvements de flexion et d'extension sans éprouver aucune souffrance. Pour mieux nous prouver sa guérison, il se met à gesticuler avec ses deux bras te à leur faire prendre toutes les positions imaginables par des mouvements brusques et parfaitement indolores. Il se retire fort heureux d'une aussi prompte guérison.

Enfin, le diastasis musculaire atteint assez souvent des régions circonscrites des membres, telles que l'épaule et surtout le mollet. Il n'est pas rare de voir le coup de fouet survenir au niveau des gastro-cnémiens pendant la contraction énergique de ces muscles, nécessaire pour élever le corps alourdi par une charge, ou pour franchir d'un bond un large fossé, par exemple. De si grands efforts ne sont même pas indispensables, et j'ai vu plusieurs fois le phénomène se produire au moment du lever, comme dans les obs. 12 et 18, qui seront rap-portées ultérieurement.

Le reste du membre inférieur, à l'exception peut-être des régions fessière et trochantérienne, n'est pas souvent affecté d'entorse mus-culaire.

Le diastasis n'atteint guère les muscles adducteurs que chez les cavaliers novices.

Quant au membre supérieur, il est rarement affecté de diastasis musculaire dans ses segments périphériques ; cet accident ne s'y montre, assez exceptionnellement d'ailleurs, que dans la partie la plus voisine du thorax. J'en relève deux cas dans mes observations, dont l'un se trouvera un peu plus loin. Voici l'autre :

Observation 6. — *Diastasis des muscles de l'épaule droite.* —*Faradisation locale, guérison immédiate.*

(Recueillie par M. Renault, externe.)

N., âgé de 27 ans, maçon, de constitution athlétique, n'ayant jamais eu d'autre maladie que des fièvres éruptives dans son enfance, se présente à la consultation de l'hôpital Beaujon le 17 juin 1868. La veille, dans l'après-midi, en faisant un effort nécessité par son travail, il a senti subitement une dou-leur vive à la partie supérieure du moignon de l'épaule droite, au niveau du point où le muscle sus-épineux passe sous l'acromion. Depuis ce moment il ne peut élever le moignon de l'épaule, renverser la tête en arrière, ni la tour-ner à droite sans éprouver une douleur fixe et intense au point que nous venons de signaler. Il n'y a ni gonflement ni changement de couleur à la peau.

M. Gubler prescrit l'électrisation locale. Les rhéophores sont appliqués sur le faisceau postérieur du deltoïde et surtout sur le trapèze le long de l'épine de l'omoplate. Le soulagement est immédiat ; mais il faut 10 minutes d'élec-trisation pour que le malade puisse exécuter sans aucune douleur les mouve-ments qui étaient impossibles depuis la veille.

Tous les faits qui viennent d'être passés en revue déposent en fa-veur de la théorie mécanique de l'effort, et semblent justifier l'idée qui fait consister l'entorse musculaire dans une contraction violente poussée jusqu'à la rupture. Mais d'autres faits passés inaperçus, bien qu'assez nombreux, ne s'accommodent pas également de la simplicité de cette doctrine.

Où est la violence qui a pu déterminer la déchirure du deltoïde dans le cas suivant, par exemple?

OBSERVATION 7. — *Coup de fouet dans le deltoïde droit. — Disparition instantanée de la douleur par l'électrisation localisée.*

28 juillet 1869. Julie P., âgée de 30 ans, blanchisseuse, arrive à la consultation de M. Gubler se plaignant d'une vive douleur à l'épaule droite. Elle raconte qu'hier, en savonnant du linge, elle éprouva tout à coup une douleur très-violente dans la partie supérieure du bras droit, comparable à un coup de fouet. Elle fut obligée d'interrompre son travail, ne pouvant plus se servir du bras. La souffrance fut assez grande pendant la nuit pour empêcher tout sommeil.

Nous constatons l'impossibilité pour la malade de lever le bras droit, la difficulté qu'elle éprouve de le porter en avant ou en arrière. Sa douleur d'épaule devient intolérable lorsqu'elle essaye de contracter le deltoïde.

On faradise le muscle au moyen de la machine de Ruhmkorf, la bobine étant à moitié découverte. La malade supporte très-bien le courant. Au bout de 8 à 10 minutes d'électrisation, elle déclare ne plus ressentir aucune douleur. Elle élève facilement le bras, porte la main sur la tête et exécute toutes sortes de mouvements avec le membre qu'elle pouvait à peine remuer il n'y a qu'un instant. En un mot la guérison est complète.

Évidemment, dans le travail calme et régulier de savonner le linge, de le frapper du battoir et de le tremper dans l'eau claire, il n'y a pas d'occasion réelle de se rompre un muscle par excès de contraction.

L'impossibilité ressort plus incontestablement encore des détails du fait dont voici l'observation abrégée.

OBSERVATION 8. — *Coup de fouet dans la région dorsale pendant une promenade de plain-pied. — Électrisation et guérison instantanée.*
(Recueillie par M. NISSERON, externe.)

Le 26 octobre 1867, X .., valet de pied, âgé de 28 ans, se présente à la consultation pour une douleur violente qu'il éprouve à la région dorsale. Il raconte que le matin, en se promenant, et *sans qu'il fît le moindre mouvement brusque*, il avait senti tout à coup dans la région dorsale, principalement au niveau de l'angle inférieur de l'omoplate gauche, une vive douleur qu'il compare lui-même à un coup de fouet reçu dans cette partie. Depuis ce moment il lui est impossible de se courber en avant, de baisser même la tête pour regarder à ses pieds et de supporter le décubitus dorsal.

Au moment de l'examen, rien n'est changé dans le cortége des symptômes qu'il accuse. Électrisation avec les excitateurs munis d'éponges de l'appareil de Ruhmkorf. Au bout de 5 minutes d'électrisation localisée, le malade se trouvait complétement débarrassé de sa douleur et ne pouvait croire à sa guérison. Ce n'est qu'après s'être livré devant nous à toutes sortes de contorsions qu'il peut être persuadé de cet heureux résultat. Il part, conservant encore des doutes sur le maintien de cette guérison presque instantanée.

Quoi! voilà un homme qui marche tranquillement sur un damier de pavés ou même sur l'asphalte poli du trottoir, et le coup de fouet qu'il ressent tout à coup serait le résultat d'un effort : la déchirure des parties charnues n'exprimerait autre chose que le triomphe brutal de l'inertie de la masse à mouvoir sur la cohésion musculaire normale ! Cette manière de voir n'est pas acceptable. Il faut de toute nécessité faire intervenir de nouveaux facteurs dans ce produit pathologique.

Ce n'est pas seulement l'intensité de la contraction qu'il importe de considérer ; on doit tenir un égal compte du mode suivant lequel elle s'effectue et des conditions anatomiques où se trouve la substance ou plutôt l'appareil contractile lorsqu'il entre en fonctions.

J'avais été frappé dès longtemps de la rareté relative des entorses musculaires eu égard au nombre incalculable de circonstances dans lesquelles la lésion devrait se produire, à supposer qu'elle dépendit uniquement de la violence des efforts. J'avais en même temps noté la fréquence comparative de cet accident chez les apprentis, chez les hommes de loisirs ou de cabinet et d'habitudes sédentaires qui se livrent par hasard à un travail manuel, à un exercice corporel actif tel que celui de la chasse. Enfin j'avais aussi remarqué l'étrange facilité avec laquelle se produisent les diastasis musculaires en l'absence d'une coordination volontaire ou automatique suffisamment réglée. Or, les faits étudiés de plus près ont pleinement confirmé ce premier aperçu, et me permettent aujourd'hui d'essayer une explication scientifique des diastasis musculaires non précédés d'un effort considérable.

Commençons par mettre sous les yeux du lecteur quelques pièces à conviction.

L'une des singularités de l'histoire du diastasis musculaire, c'est la facilité avec laquelle il se produit au moment du réveil, quand on met pied à terre au sortir du lit. J'en ai vu beaucoup d'exemples, mais je ne puis offrir que deux observations recueillies dans mon service, l'une en 1863 par M. le Dr Savreux-Lachapelle, l'autre en 1867 par M. le Dr Nisseron (de Mont-de-Marsan).

La première est relative à une femme qui, en descendant de son lit, ressentit dans le mollet droit une douleur très-vive qu'elle garda dix à douze jours avant de s'en plaindre, et qui n'en eéda pas moins à l'action de l'électricité. (*Voy.* Obs. 12.) Voici maintenant la seconde

OBSERVATION 9. — *Diastasis lombaire au moment du lever.* — *Guérison par l'électricité.*

(Recueillie par M. NISSERON, externe.)

Le 27 septembre 1867, X..., forgeron, vient à la consultation de l'hôpital Beaujon. Il raconte qu'en se levant, le matin, il avait ressenti dans les reins une douleur vive et subite, à la suite de laquelle il s'était trouvé dans l'impossibilité de se baisser ou de se relever complétement sans qu'à chaque fois la souffrance dans la région lui arrachât des cris. Au moment où nous l'observions, il s'appuyait fortement sur sa canne pour marcher, et se plaignait d'une forte douleur localisée dans la masse sacro-lombaire, irradiant un peu vers les muscles fessiers. Il fut immédiatement soumis à l'électrisation par la pile de Ruhmkorf, en faisant agir directement les excitateurs sur les points douloureux. Le courant était interrompu de temps en temps pour reconnaître les effets produits. Le malade, à la fin de chaque pose de 5 minutes, se sentait sensiblement mieux, et la séance terminée (10 à 20 minutes de durée), se redressa complétement, chose qu'il n'avait pu faire depuis le matin, et jeta sa canne dont il n'avait plus besoin. Il sortit de l'hôpital peu d'instants après. Nous lui avons recommandé de tenir chaudement les parties naguère endolories.

Après avoir été témoin d'un certain nombre de faits semblables, j'ai été naturellement conduit à me demander si la lésion musculaire ne serait pas facilitée par la persistance partielle d'un certain degré de torpeur du système nervo-moteur et par l'inégale répartition des ordres de la volonté et de l'influx nerveux dans les différentes parties du système musculaire dont l'action synergique est nécessaire à la locomotion ou bien à l'accomplissement d'un mouvement partiel. Nous dirons plus tard en quoi cette sorte d'ataxie transitoire peut favoriser la production du myodiastasis. Continuons actuellement l'exposition des faits cliniques.

Il est assez commun aussi de voir apparaître des symptômes de diastasis musculaire au milieu de mouvements brusques excités par la frayeur ou déterminés par des actions réflexes quelconques, c'est-à-dire dans des circonstances où l'organisme surpris n'a pas le temps de préparer ses moyens ni de régulariser ses efforts. Nous rencontrerons tout à l'heure (Obs. 11) un cas de tour de rein produit pendant une quinte de toux ; dans l'observation ci-jointe, le même accident s'est montré à la suite d'un éternuement.

OBSERVATION 10. — *Diastasis musculaire produit pendant un éternuement.* — *Cinésialgie guérie par l'électricité.*

(Recueillie par M. SAVREUX-LACHAPELLE, interne.)

Bernard G..., cocher, âgé de 42 ans, entré pour une pleuro-pneumonie à l'hôpital Beaujon, était convalescent de cette maladie lorsque survint l'accident dont voici le détail :

Le 4 décembre 1863, à trois heures, en prisant (il n'en a pas l'habitude), il *éternue* violemment ; presque aussitôt il est pris d'une douleur extrêmement intense en dehors du bord externe du muscle carré lombaire droit. Il ne peut plus bouger ; le moindre mouvement lui arrache des cris ; il est forcé à une immobilité complète. Le lendemain, M. Gubler électrise le malade avec les éponges. Au bout de deux minutes à peine, il peut se lever sur son séant, à sa grande stupéfaction, sans ressentir de douleur bien vive ; cependant il souffre encore un peu. Il est électrisé de nouveau avec le pinceau. Cette fois, au bout de 3 minutes, la douleur est totalement enlevée. Revu une heure après, la douleur n'avait pas reparu.

De tels faits sont bien propres à démontrer la justesse de notre seconde proposition relative à l'influence exercée par l'irrégularité de la contraction musculaire sur la production de la cinésialgie et des lésions qu'elle manifeste.

De plus, ils conduisent à penser que des désordres musculaires analogues doivent se produire de la même manière dans la maladie magistralement décrite par Duchenne (de Boulogne). Je n'ai cependant encore observé qu'un exemple d'un véritable diastasis musculaire du membre abdominal, survenu pendant la marche, chez un de mes clients affecté d'ataxie locomotrice ; mais j'ai remarqué plusieurs fois, chez des ataxiques, des douleurs se réveillant dans le même lieu à chaque contraction, et offrant par conséquent le caractère de la cinésialgie.

Il nous reste maintenant à établir que certains états anatomiques des muscles, révélés seulement à l'occasion d'un effort, favorisent les altérations de structure qui constituent le diastasis musculaire.

La prédisposition au myodiastasis résultant d'une modification anatomique préalable est rendue évidente par le fait suivant, dont les détails précis ont été recueillis avec grand soin par un de mes meilleurs élèves.

OBSERVATION 11. — *Myodiastasis lombaire à répétition.* — *Cinésialgie guérie par l'électricité.*

(Recueillie par M. Constantin CANTACUZÈNE, externe.)

S... (Frédéric), 49 ans, fumiste, entre le 15 novembre 1871 à l'hôpital Beaujon, service de M. le professeur Gubler, salle Trabuchi, n° 32.

Ce malade raconte qu'à l'âge de 21 ans, voulant soulever un brancard lourdement chargé, il a été pris subitement d'une douleur intense dans la région lombaire qui l'a mis pendant quinze jours dans l'impossibilité de travailler. Depuis lors, tous les deux ou trois ans, et lorsqu'il prend simplement de *fausses positions* (expressions du malade), cette douleur revient au même endroit et avec la même violence, dure dix ou quinze jours et guérit par le repos. Il dit n'avoir jamais eu de rhumatismes, mais que de temps en temps, et à de longs intervalles, il sent dans les membres des douleurs qui passent avec la rapidité de l'éclair, provenant, dit-il, des mauvaises conditions hygiéniques dans lesquelles il s'est trouvé, ayant servi comme ambulancier dans la dernière guerre.

Néanmoins le malade marchait très-bien avant l'accident qui l'amène à l'hôpital, il n'accuse d'ailleurs aucun trouble de la sensibilité ou de la vision qin confirme l'idée d'ataxie locomotrice.

Un matin, il y a de cela quinze jours, il était en train de se chausser, lorsqu'une quinte de toux le surprit dans cette position. Immédiatement la douleur lombaire se fit sentir avec une grande intensité; c'est avec beaucoup de peine qu'il put se redresser, la marche devient très-pénible, et, désespérant de voir sa douleur guérir, il entre à l'hôpital.

16 novembre, état actuel. — Le sujet, qui d'ailleurs se porte bien, est couché dans le décubitus dorsal, il est immobile et comme cloué dans son lit. Il se plaint vivement de sa douleur lombaire. Cette douleur, qui a son siége dans les muscles de la masse sacro-lombaire, est continue, sourde, le moindre mouvement l'exaspère, la toux devient presque impossible par suite de la douleur qu'elle occasionne. A l'inspection de la région, inspection difficile à cause de la peine qu'éprouve le malade à se mouvoir, on ne constate rien d'anormal. Il n'y a ni gonflement, ni rougeur, ni aucune autre altération dans la coloration de la peau, le mal n'est pas augmenté par la pression.

Traitement. — Electrisation de la masse sacro-lombaire à l'aide de l'appareil d'induction de Ruhmkorf. Après une séance d'électrisation qui dure 10 minutes, nous invitons le malade à descendre du lit et à exécuter différents mouvements; il obéit après un moment d'hésitation, et reste tout étonné du changement subit qui s'est opéré. Il a recouvré la liberté entière de ses mouvements à la suite de la disparition presque complète de la douleur.

17 novembre. — Le malade a passé une nuit excellente. Il ne reste plus de la forte douleur qui l'avait immobilisé, pour ainsi dire, pendant quinze jours, qu'un peu de fatigue des muscles lombaires.

Seconde séance d'électrisation.

18 novembre. — La douleur ainsi que la fatigue musculaire ont complétement disparu. Le malade se lève et se promène presque toute la journée. Il marche très-bien.

Cet homme quitte le service le 22 novembre.

Le cas de Frédéric S. est doublement remarquable et par la répétition facile du diastasis musculaire à la suite d'une première atteinte, causée comme à l'ordinaire par un violent effort, et par la circonstance singulière qui a déterminé le dernier accès. Mais le fait capital dont je vais donner la relation met en lumière un phénomène qui ne s'était pas encore, je crois, rencontré à l'état d'isolement et dont l'intervention dans la genèse du diastasis musculaire ne pouvait être jusque-là soupçonnée.

OBSERVATION 12. — *Coup de foue   tant de dix à douze jours.* — *Œdème du bas de la jambe et douleur pe   istante av   on intensité première.* — *Très-faible*

contractilité électrique dans les muscles des deux mollets. — Disparition de la douleur et de l'œdème, après trois applications de courants induits.

(Recueillie par M. Savreux-Lachapelle, interne.)

Adélaïde C..., âgée de 43 ans, entre à l'hôpital Beaujon (service de M. Gubler) le 5 septembre 1863, pour une pleurésie droite, avec épanchement considérable et orthopnée, datant de 8 jours.

Le 6, vésicatoire, chiendent nitré, une pilule extr. théb. 25 milligrammes ;

Le 10, mieux sensible ; elle peut supporter le décubitus, dorsal ;

Le 12, la malade se plaint pour la première fois d'une douleur dans le mollet droit ; elle raconte qu'il y a 10 ou 12 jours, elle ressentit en descendant de son lit une douleur très-vive dans la jambe au point où cessent les fibres charnues du triceps sural ; douleur qu'elle compare à une crampe et qui n'était perçue que quand elle contractait ses muscles. Le jour suivant elle remarqua que le mollet atteint était plus gros que celui du côté opposé, sans qu'il y eût aucune différence de volume entre les deux pieds. Il n'y a pas d'ecchymoses. La douleur depuis le lendemain du jour où elle s'est produite jusqu'à aujourd'hui, 12 septembre, n'a rien perdu en intensité, seulement la tuméfaction primitivement bornée à la partie la plus charnue de la jambe est descendue maintenant, dit-elle, jusqu'aux malléoles. Dans ces points, en effet, la peau déprimée garde l'empreinte du doigt. Plus haut, l'œdème n'est pas aussi facile à constater. Dans cette dernière région il semble siéger dans les parties profondes.

Le 14, M. Gubler électrise la malade qui accuse une vive sensibilité, mais sans contraction musculaire aucune. Croyant que le défaut de contraction est dû à la difficulté qu'éprouve le courant à traverser des tissus infiltrés, M. Gubler électrise les muscles de la jambe gauche, ceux de l'avant-bras, mais il trouve la même sensibilité, la même absence de contraction, bien que l'appareil soit à son maximum de tension.

Le 15. Elle a pu marcher facilement hier presque sans douleur. 2e électrisation, douleurs vives sans plus de contraction.

Le 16. Elle a marché hier *comme si elle n'avait jamais rien eu dans la jambe* (*sic*). L'œdème a en partie disparu. 3e électrisation.

Le 17. Marche très-bien sans ressentir aucune douleur. Il n'y a plus de différence de volume entre le membre qui a été malade et celui qui est resté sain.

Le 21 *octobre*. Quitte l'hôpital, guérie de sa pleurésie, pour aller au Vésinet.

Quelques jours avant sa sortie, j'ai montré cette malade intéressante à M. le Dr Duchenne (de Boulogne) pour lui faire constater la particularité électro-physiologique sur laquelle insiste l'observation de M. Savreux-Lachapelle. Notre distingué confrère a vu comme moi que le courant le plus intense donné par la machine de Ruhmkorff ne parvenait pas à déterminer la plus légère contraction dans les muscles du mollet *diastasié* non plus que dans l'autre, ni même dans ceux des autres régions des membres inférieurs et des membres supérieurs. M. Duchenne, voulant s'assurer alors du degré de résistance des muscles à l'action des fortes décharges électriques, a procédé par des courants interrompus et a pu, de la sorte, rendre manifeste un certain degré de contractilité électrique. Mais il est demeuré constant à ses yeux, comme pour tous les médecins qui assistaient à l'expérience, que l'irritabilité électrique était excessivement faible et telle qu'on ne la voit d'ordinaire que dans la seconde période, par exemple, de la paralysie saturnine. Aucune autre modification fonctionnelle du système locomoteur ne paraissait accompagner cette absence ou cette extrême diminution de la contractilité électrique.

Il est superflu d'ajouter que toutes les précautions ont été prises, à chaque épreuve, pour assurer les effets de l'électricité. Ainsi les éponges étaient imbibées et même dégouttantes d'eau ; on attendait que l'épiderme fût bien mouillé avant de porter un jugement sur le résultat obtenu. Enfin, comme il a été dit, le courant électrique était fort intense et causait chez d'autres sujets des contractions musculaires violentes, douloureuses et véritablement crampoïdes.

L'impuissance de l'électricité à mettre en jeu la contractilité musculaire, chez la nommée Adélaïde C., est donc parfaitement avérée, et je ne crois pas trop m'avancer en attribuant à cette inertie, à cette sorte d'apathie musculaire, une part au moins égale à cele d'un reste de torpeur soporale dans la production du coup de fouet ressenti au moment où la malade descendit de son lit. Nous nous expliquerons davantage sur ce point dans le chapitre consacré à la pathogénie.

La coïncidence fréquente du diastasis musculaire avec le rhumatisme, l'embarras où se trouve souvent le praticien de décider s'il a affaire à une cinésialgie diastasique simple, ou d'origine purement rhumatismale, ou bien mixte, tout cela contribue encore à démontrer la réalité de l'influence de l'état préalable des muscles sur la facilité avec laquelle se produisent les lésions du myodiastasis. Sans admettre avec quelques personnes que le diastasis musculaire n'est qu'une manifestation rhumatismale, je considère cependant la modification de la substance contractile engendrée par le rhumatisme comme une prédisposition incontestable aux lésions traumatiques résultant de tiraillements passifs ou de contractions exagérées des muscles.

L'observation suivante comporte à mon avis cette interprétation, et je la donne comme un exemple de diastasis musculaire préparé par une affection rhumatoïde latente.

OBSERVATION 13. — *Diastasis musculaire favorisé par un état rhumatismal. — Cinésialgie violente. — Electrisation, guérison instantanée.*

(Recueillie par M. SIMON, externe du service.)

Un terrassier, âgé d'environ 40 ans, d'une constitution robuste, se présente le 13 mai 1868 à la consultation de l'hôpital Beaujon. Il raconte qu'après plusieurs jours de malaise, pendant lesquels, dit-il, il avait couvé sa maladie, il s'était senti saisi en faisant un effort d'une douleur vive entre les deux omoplates, précédée d'une sorte de craquement dans la même région. En examinant le point malade on ne constatait aucun gonflement, pas de changement de couleur à la peau, la pression n'augmentait pas sensiblement la douleur, les mouvements au contraire la provoquaient avec violence ; les bras ne pouvaient être levés au niveau de la tête ; le malade déclarait qu'il lui était impossible de bêcher la terre. M. Gubler ordonna d'électriser la partie malade avec l'appareil de Ruhmkorf. Au bout de 2 minutes, avec un courant moyen, la douleur était déjà moins vive quand le sujet portait la main à sa tête ; au bout de 4 à 5 minutes d'électrisation il n'éprouvait, en levant le bras, qu'une gêne insignifiante, il pouvait redresser vivement le tronc comme pour faire un effort et même soulever une chaise et la mouvoir dans tous les sens.

L'électrisation fut prolongée encore quelques instants et le malade se retira guéri.

En définitive, conformément à l'opinion médicale et au sentiment populaire, le diastasis musculaire est une sorte de traumatisme qui reconnaît pour *cause déterminante* et réellement efficiente un *excès de contraction* résultant habituellement d'un effort.

Mais cet excès de contraction n'a rien d'absolu, et quand, par suite de circonstances tout accidentelles ou bien d'un état maladif antérieur, les fibres musculaires offrent une *moindre résistance*, alors une contraction moyenne peut donner lieu à la lésion connue vulgairement sous les noms de tour des reins, de coup de fouet ou d'effort.

Un désordre fortuit, une *incoordination* momentanée de l'appareil moteur et peut-être l'*ataxie* pathologique deviennent ainsi une *cause adjuvante* du myodiastasis.

D'un autre côté, l'*altération structurale* de la fibre contractile, consécutive à un diastasis antérieur ou symptomatique d'une affection présente, telle que le rhumatisme, constitue toujours une *prédisposition* et va jusqu'à créer dans certains cas une véritable *imminence morbide*. .

Lorsque cette dernière condition se réalise, le moindre déplacement, le plus léger mouvement, même inconscient, suffit à modifier la fibre contractile, et la cinésialgie est pour ainsi dire spontanée.

Les muscles étant moins altérés, un mouvement modéré pourra produire le diastasis, et d'autant plus aisément qu'il sera favorisé par le défaut de synergie harmonique des différents agents de la contraction.

Mais, avec un système musculaire parfaitement normal, la violence est indispensable ; seulement l'effort n'a pas besoin d'atteindre toujours à la hauteur que semble exiger cette intégrité anatomique, parce qu'il trouve ordinairement une aide puissante dans le jeu désordonné des fibres contractiles.

Symptômes et diagnostic. — La douleur de contraction, souvent assez violente pour arracher des plaintes ou des cris, est la manifestation caractéristique et constante du diastasis musculaire. Ce n'est cependant pas l'unique forme de souffrance de la part des muscles affectés.

Si la région est presque toujours insensible à la pression et si aucune sensation pénible ne vient, chez la plupart des sujets, leur rappeler l'existence de la lésion dans les intervalles des contractions douloureuses, il n'en est pas de même chez quelques autres, qui ne peuvent oublier complétement leur rupture musculaire même au milieu d'un repos absolu, ni, à plus forte raison, dans l'état de simple tonicité, à cause de la gêne permanente et de la douleur obtuse fixées au siége du myodiastasis. Cette douleur sourde et continue se retrouve très-forte chez les sujets des obs. 15 et 16 ; elle est bien indiquée aussi dans l'observation 11, et la suivante.

OBSERVATION 14. — *Myodiastasis lombaire.* — *Deux séances de faradisation, cessation absolue de la douleur musculaire.*

(Recueillie par M. Constantin CANTACUZÈNE.)

Pierre G..., 32 ans, homme de peine, se présente le 29 novembre 1871 à la consultation de M. le professeur Gubler à l'hôpital Beaujon. Il y a dix jours environ cet homme, bien portant d'ailleurs et n'ayant jamais eu de rhumatismes, fut pris d'une douleur vive dans la région lombaire au moment même où il faisait effort pour soulever un sac de charbon. Ne pouvant plus travailler, il alla consulter un pharmacien qui lui conseilla une pommade pour frictionner la partie douloureuse. Après avoir employé sans résultat trois pots de cette pommade, il vient à la consultation.

Etat actuel. — La douleur dont se plaint le malade siége dans les muscles de la masse sacro-lombaire ; elle est *sourde, continue,* le moindre effort de toux, de défécation ou autre l'exaspère ; la marche est très-pénible, les mouvements du tronc rendus impossibles; la pression la rend plus sensible, mais cela tient peut-être à ce que la peau de la région sacrée est rouge et érodée en plusieurs endroits. Le malade attribue cet état de la peau aux frictions répétées dont elle a été l'objet. La douleur paraît plus intense du côté droit. Électrisation des muscles de la masse sacro-lombaire.

Après une séance de 10 minutes, le malade se sent soulagé, ses mouvements n'éveillent plus qu'une faible douleur. Nous engageons Pierre G... a revenir le lendemain si la souffrance n'avait pas entièrement disparu.

30 novembre. — Le malade revient, il dit sa douleur presque entièrement dissipée, et que tous ses mouvements sont libres. Seconde séance d'électrisation.

Il se déclare parfaitement guéri. Nous lui recommandons néanmoins de revenir s'il souffre de nouveau.

2 décembre. — Nous n'avons pas revu cet homme dont la guérison complète nous semble confirmée.

D'autres malades ont accusé également la persistance d'un certain degré de malaise et de souffrance en dehors des paroxysmes douloureux, provoqués par les mouvements ; et nous pouvons ajouter que ces sujets nous ont toujours paru être les plus réfléchis, sinon les plus intelligents, ou bien ceux qui offraient les symptômes de désordres anatomiques plus avancés.

Ainsi le fond douloureux subsisterait ordinairement à la suite des ruptures, et les tiraillements musculaires moins violents laisseraient eux-mêmes dans certains cas un vague sentiment de malaise qui n'échapperait pas à une observation attentive de soi-même.

Mais il ne faudrait pas donner comme preuve de l'existence d'une douleur permanente, intense, l'insomnie qui suit parfois le tour de reins ou le coup de fouet (obs. 7 et 16) et qui s'explique tout naturellement par le retour d'une douleur aiguë à chaque mouvement instinctif exécuté pendant le sommeil.

La douleur à la pression manque, on peut le dire, dans tous les cas, même dans ceux où s'observe un certain degré de douleur spontanée, fixe, et quand la douleur de contraction est le plus intolérable, comme dans le cas suivant :

OBSERVATION 15. — *Rupture de fibres musculaires. — Traitement par l'électrisation, guérison instantanée.*

(Recueillie par M. MALHERBE, externe.)

Le 13 mars 1866, le nommé D..., valet de chambre, se donne un *tour de reins* au moment où il charge sur ses épaules un crochet garni de bois de chauffage. Une vive douleur est aussitôt ressentie et force lui est de remonter à vide et très-péniblement. La douleur, localisée dans la masse des muscles des gouttières vertébrales et particulièrement à droite dans la région lombaire, est sourde dans l'état de repos, mais elle est violemment exaspérée par les moindres mouvements du tronc, plus spécialement par ceux qui ont pour résultat de l'incliner latéralement à droite. La palpation n'éveille aucune douleur et n'indique aucun changement de consistance, l'œil ne découvre rien d'anormal.

Le lendemain de l'accident, le malade se présente à la consultation de l'hôpital Beaujon. M. Gubler prescrit une application du courant électrique. Elle est faite, séance tenante, tout le long des muscles des gouttières, en insistant plus spécialement là où la douleur avait son maximum d'intensité. Après quelques minutes d'électrisation la douleur avait entièrement disparu ; cependant le mouvement de latéralité dont nous avons parlé la rappelait encore, mais à un degré si faible que le malade put reprendre son service le jour même. Depuis lors jusqu'à aujourd'hui, 27 mars, le succès de ce traitement ne s'est pas démenti.

Elle n'existait même pas dans ces faits rares où des gonflements soit œdémateux, soit d'une autre sorte, trahissaient une lésion musculaire considérable.

L'œdème accompagne effectivement quelquefois le diastasis musculaire et rend vraisemblable la rupture des tissus pendant l'effort. Nous l'avons vu très-développé chez Adélaïde C..., qui se donna un coup de fouet à la jambe en descendant de son lit (obs. 12). Et, comme pour rendre son origine traumatique plus évidente, cet œdème, d'abord limité à la région douloureuse, c'est-à-dire au siége de la lésion musculaire, s'étendit progressivement dans le sens de la déclivité jusqu'au pourtour des malléoles et à la face dorsale du pied.

Voici un exemple de gonflement dont l'interprétation est moins facile.

Observation 16. — *Entorse musculaire (coup de fouet des auteurs), siégeant à la partie supérieure du muscle trapèze gauche à 3 centimètres au-dessous de l'insertion occipitale. — Tuméfaction circonscrite dans cette région. — Guérison rapide par l'électricité.*

(Recueillie par M. Méric, externe.)

Le mercredi 1er juin 1864, Dominique R..., maçon, âgé de 27 ans, vient à la consultation, se plaignant d'éprouver, depuis quatre à cinq jours, une douleur très-vive au cou et à l'épaule gauche. Ce jeune homme tient la tête inclinée sur le côté droit, sa main est appuyée sur la partie supérieure et latérale du cou, il s'asseoit lentement en étendant la jambe gauche et prenant la précaution de n'appuyer sur sa chaise que par son ischion droit ; il nous dit que lorsqu'il s'assied comme tout le monde, la douleur devient beaucoup plus vive.

Interrogé sur les causes qui ont produit son mal, Dominique raconte les détails suivants :

Le 28 mai dernier, il portait sur la tête une augée de briques lorsque, faisant un faux pas, il sent tout à coup quelque chose craquer sur le côté gauche du cou. Il éprouve aussitôt en ce même point une douleur des plus intenses ; cette douleur devient persistante et comme les mouvements ne faisaient que l'exaspérer, il fut obligé de quitter bientôt son travail. Dès le soir même elle irradia vers la partie postérieure et supérieure de l'épaule du même côté, la nuit elle empêche le malade de dormir.

Pendant quatre jours le malade a été constamment inquiété par ses douleurs ; pour qu'elles ne fussent pas trop vives il était obligé de condamner à l'immobilité son cou et son membre supérieur gauche ; malgré ce soin il n'a pu fermer l'œil, dit-il, pendant les quatre nuits qui ont suivi l'accident.

M. Gubler diagnostique l'affection qu'il appelle *entorse musculaire* et que l'on a désignée jusqu'à présent sous le nom de coup de fouet. Il fait entrer le malade dans ses salles et ordonne l'électrisation qui a si souvent réussi dans des cas semblables.

Le soir de son entrée, Dominique est électrisé par M. Flurin, interne du service. Immédiatement après il éprouve un soulagement notable, il peut remuer le bras sans beaucoup de gêne ni de douleur, il peut reposer toute la nuit suivante.

Le lendemain, à l'endroit même où le malade a senti le craquement, à 3 centimètres environ au-dessous des insertions supérieures du trapèze et le long du bord externe de ce muscle, nous constatons une petite tumeur dure, résistante, insensible à la pression, de forme elliptique, mesurant 3 à 4 centimètres de longüeur et 2 de largeur.

On électrise la région douloureuse chaque jour, depuis le 1ᵉʳ jusqu'au 5 juin inclusivement; après chaque électrisation le malade se sent mieux que les jours précédents.

Le 6, se trouvant complétement rétabli, il demande et obtient sa sortie de l'hôpital.

On aurait pu considérer cette tuméfaction comme résultant de la rétraction des fibres musculaires rompues, à droite et à gauche de leur solution de continuité ; mais en tenant compte de son développement cinq jours après l'accident et malgré l'absence de tout signe inflammatoire, j'ai pensé que l'accroissement de volume de la portion de muscle atteinte de rupture devait être attribué au travail de réparation, c'est-à-dire au gonflement des éléments histologiques et à la présence d'un exsudat plastique servant de *medium* unissant.

Quoi qu'il en soit, cette tuméfaction, comme la précédente, signifie bien certainement que la distension brusque des fibres musculaires pendant l'effort a été poussée jusqu'à la déchirure.

Il est donc permis de conjecturer qu'en pareille circonstance, lorsque les muscles atteints seront placés superficiellement, on rencontrera dans le voisinage une teinte ecchymotique plus ou moins prononcée. J'ai rencontré cette coïncidence dans un cas de coup de fouet du mollet, qui malheureusement n'était pas démonstratif, parce que le malade portait de nombreuses varices superficielles et profondes. Le phénomène a été soupçonné également, mais non prouvé, chez le sujet de l'obs. 20.

Quant aux phénomènes inflammatoires consécutifs, ils ont fait absolument défaut dans tous les cas, en ce sens qu'il ne s'est jamais manifesté dans la région occupée par la cinésialgie ni sensibilité vive au contact, ni rougeur appréciable, ni chaleur insolite. Une pareille indolence n'a rien de surprenant pour ceux pui connaissent l'apathie ordinaire de la fibre charnue et qui savent combien de myosites demeurent latentes, combien d'abcès musculaires ne sont révélés qu'à l'autopsie et quelle résistance la substance charnue oppose à l'action phlogistique des corps étrangers ainsi qu'à la propagation d'un travail inflammatoire développé dans son voisinage.

La douleur de contraction, sans aucune complication phlegmasique, suffit à gêner ou même à entraver et à supprimer quelquefois les fonctions motrices, non-seulement dans la partie affectée, mais encore dans une région étendue. Le diastasis d'un seul muscle est capable d'immobiliser un membre et pour ainsi dire le corps tout entier, en raison de la solidarité des différentes parties de l'organisme dans le mécanisme de l'effort.

Un mouvement, si faible et si limité qu'il paraisse, met simultanément en jeu une nombreuse série de puissances contractiles; à plus forte raison le déplacement d'un membre ou la translation de la totalité du corps exigent-ils la contraction synergique de la plupart des muscles de l'économie, contraction inconsciente à l'état normal, mais devenant manifeste dès qu'elle est douloureuse.

Qu'il soit difficile de soutenir la tête quand on souffre d'une entorse des muscles du cou, que la marche soit pénible avec un lumbago traumatique, cela n'a rien que de très-naturel; mais ce qui étonne, au premier abord, c'est de voir un mouvement de l'avant-bras raidir douloureusement le cou, et l'élévation du membre supérieur provoquer une douleur atroce jusque dans les lombes et le bassin.

Et pourtant, de tels retentissements sont indiqués d'avance par la physiologie du système locomoteur et par la théorie de l'effort, dont on trouve, soit dit en passant, une éclatante confirmation dans les cas de rupture musculaire accompagnés d'une violente cinésialgie.

Aussi, les patients les moins pusillanimes sont-ils effrayés de la perspective d'un mouvement à accomplir et se condamnent-ils d'eux-mêmes à une immobilité complète; ou bien, s'il leur faut maintenir une position, exécuter un mouvement indispensable, ils s'ingénient de mille manières pour ne mettre en jeu que le plus petit nombre possible de régions musculaires et localiser la contraction. Rien n'est plus singulier ni plus instructif que l'attitude savamment étudiée des gens affectés de diastasis musculaire, ou que l'art avec lequel ils parviennent à la modifier sans assumer de trop grandes souffrances. Quelques tableaux symptomatiques de ce genre ont été bien tracés dans nos observations, particulièrement dans celle dont la rédaction appartient à mon excellent élève, M. le Dr Méric (Obs. 20).

Cette tactique plus ou moins instinctive du système locomoteur servant à la vie de relation se retrouve encore dans les fonctions en parties volontaires. Chez ceux qui souffrent d'une pleurodynie traumatique, par exemple, le côté correspondant du thorax est immobilisé, les mouvements respiratoires ne s'exécutent que du côté sain. Quand c'est le diaphragme qui est le siége d'un effort, la contraction n'a lieu que dans les intercostaux; et pour peu que la cinésialgie soit intense, la respiration devient principalement costo-supérieure. Le même fait se reproduit à l'occasion des cinésialgies dites spontanées et probablement il se passe quelque chose de semblable dans le larynx ainsi que dans les portions périphériques des appareils digestif et génito-urinaire : c'est-à-dire dans la bouche, le pharynx et le rectum, d'une part, et, d'autre part, dans la vessie et l'urèthre, organes dont nous sommes plus ou moins maîtres de provoquer et de régler les mouvements.

Mais rien d'analogue ne pourrait être observé du côté des appareils de la vie organique, presque entièrement soustraits à l'empire de la volonté. Ici, le besoin est impérieux, la contraction inévitable, et aucun stratagème ne peut mettre à l'abri des crises cinésialgiques, tant que la cause organique de leur retour subsiste encore. Les battements du cœur ne sont pas suspendus parce qu'on se condamne au repos de l'esprit, qu'on réfrène ses passions et qu'on se garde de tout effort ; les mouvements péristaltiques du canal digestif persistent pendant l'abstinence des aliments qui laissent de gros résidus et même pendant le jeûne absolu ; l'exonération de la vésicule biliaire et de l'intestin, ou de la vessie urinaire, s'effectue quelle que soit la rareté des produits à évacuer : voilà pourquoi les prescriptions de l'hygiène et les précautions instinctives sont impuissantes à conjurer le retour des douleurs de l'angine de poitrine, de la fissure à l'anus, de l'ulcère stomacal ; celui des coliques hépatiques, des coliques néphrétiques ou vésicales, des tranchées utérines, etc., quand ces douleurs expriment un état anatomique de la fibre contractile, tel que celui du diastasis musculaire.

Les troubles généraux de la santé occasionnés par les entorses des muscles sont généralement négligeables. Toutefois, lorsque la douleur est excessive et occupe une région dont les mouvements ne peuvent être supprimés, la perte essuyée par le système nerveux n'est plus insignifiante ; et d'ailleurs, le sommeil ne venant plus réparer les forces, une légère excitation fébrile peut s'allumer.

Le diagnostic du diastasis musculaire ne présente ordinairement aucune difficulté. La cause occasionnelle est évidente : le point de départ des souffrances endurées par le patient est dans un effort pendant lequel il a éprouvé une douleur subite, violente, quelquefois accompagnée d'une sensation de déchirure ou de craquement. D'ailleurs on ne saurait se méprendre au caractère spécial de la douleur. Assoupie ou absente durant le repos, elle se réveille soudaine, intense, cruelle, à chaque tentative de mouvement. A ce double trait, et sans même qu'il soit besoin de s'enquérir des phénomènes négatifs offerts par l'aspect, la forme et la sensibilité de la région, on n'hésitera pas, le plus souvent du moins, à reconnaître un myo-diastasis avec la cinésialgie consécutive.

L'embarras ne commence que là où la cause occasionnelle est peu manifeste ou semble faire défaut, comme cela peut arriver lorsque l'effort a lieu durant un sommeil profond ; et le doute augmente quand le récit du sujet nous révèle l'existence d'une disposition rhumatismale capable à elle seule de créer un état de cinésialgie. Heureusement, dans ces cas hybrides, l'incertitude du diagnostic no se reflétera pas sur le choix des agents curatifs, et la perplexité de l'observateur contrastera au contraire avec l'assurance du praticien, désormais en possession d'un moyen de traitement presque aussi efficace contre les cinésialgies rhumatismales que contre les dou-leurs du diastasis musculaire.

S'il est ordinairement difficile, parfois même impossible de dégager du phénomène « cinésialgie » la part afférente au traumatisme et celle qui revient à la phlegmasie rhumatismale, le diagnostic diffé-rentiel présente des difficultés non moins grandes lorsqu'il porte sur d'autres manifestations douloureuses pouvant être confondues avec les douleurs de contraction.

Il existe en effet plusieurs états morbides dans lesquels chaque mouvement est l'occasion d'une douleur qui n'a cependant rien de commun avec la cinésialgie : telles sont les entorses des jointures, les ostéites, les chondrites, les synovites articulaires et tendineuses, les phlegmasies des séreuses tapissant des parois mobiles, celles des nerfs plongés dans ces parois ou placés au voisinage d'articles qui leur font éprouver des tiraillements ; tels sont encore les cas de frac-tures osseuses, de ruptures des tendons et des organes fibreux en général, de corps étrangers engagés dans les tissus ou de calculs étreints par les réservoirs et les conduits vecteurs des sécrétions aux dépens desquelles ils ont pris naissance.

Dans toutes ces circonstances, le siége de la douleur est en dehors des muscles, dans les organes enflammés, ou lésés d'une manière quelconque qui sont distendus ou comprimés à l'occasion d'un changement de situation du tronc ou des membres, nécessité par un mouvement général ou partiel. Par le même mécanisme, un muscle altéré pourrait être passivement douloureux s'il subissait des tirail-lements ou d'autres effets mécaniques en rapport avec un mouve-ment auquel sa contraction ne prendrait aucune part. C'est ainsi que la flexion exagérée du poignet peut déterminer une souffrance dans les muscles extenseurs de la main lorsque la face dorsale de l'avant-bras est le siége d'une contusion ou d'une inflammation phlegmo-neuse.

Il serait trop long d'examiner ici en détail chacun de ces cas particuliers, je veux simplement donner une idée de la diversité des faits qui peuvent revêtir en quelque sorte la même apparence et du procédé analytique au moyen duquel on parvient à les distinguer. Voici par exemple ce qu'on appelle une *douleur latérale*. Chaque mouvement respiratoire la réveille ou l'exaspère ; en cela elle ressemble aux douleurs de contraction, mais elle peut dépendre de plusieurs autres causes : la névrite intercostale, l'inflammation et la luxation d'une articulation chondro-costale, le déplacement des fragments d'une côte brisée. Sans doute, le cas échéant, les circonstances anamnestiques et les symptômes actuels rendront possible l'élimination de la lésion traumatique ; de même une exploration attentive permettra de mettre le cartilage hors de cause ; mais il sera quelquefois malaisé de décider si l'on a affaire à une pleurite propagée au nerf intercostal plutôt qu'à une affection rhumatoïde d'un muscle de même nom, ou bien à une pleurodynie plutôt qu'à un diastasis musculaire.

Néanmoins, le fait de la présence ou de l'absence des signes locaux de la pleurésie servirait à nous fixer sur le premier point. Le dernier serait déterminé par le renseignement relatif à l'effort qui aurait été l'origine de la douleur ; et si la recherche de ces différentes particularités ne conduisait qu'à des résultats négatifs, il y aurait lieu d'admettre une douleur de contraction d'origine rhumatismale ou bien causée par un refroidissement.

Toutefois, le problème est encore plus compliqué qu'il ne paraît à première vue. Non-seulement le caractère cinésialgique de la douleur se montre dans la pleurodynie aussi bien que dans le myodiastasis intercostal, mais on serait également fondé à l'admettre, ne fût-ce qu'à titre d'élément morbide, dans le point latéral de la pleurésie, ainsi que dans le cas de fracture de côte avec exaspération des douleurs au moindre déplacement.

Quoi qu'il en soit, et malgré des difficultés de plus d'un genre, il sera presque toujours possible de reconnaître le diastasis musculaire à ses caractères propres et de le distinguer par quelques symptômes étrangers des diverses affections qui peuvent le simuler. D'ailleurs, il importe d'autant plus au praticien d'établir soigneusement ce diagnostic différentiel, que les efforts peuvent déterminer plusieurs sortes de lésions dont l'expression symptomatique est analogue à celle du myodiastasis lui-même, mais qui réclament d'autres moyens de traitement et comportent un tout autre pronostic.

La complication la plus connue est la rupture d'un tendon ou d'une aponévrose, rupture dont on faisait naguère un caractère important et même essentiel des affections désignées sous les noms vulgaires d'effort, de coup de fouet, etc. Mais les os eux-mêmes peuvent se rompre sous la violence d'une contraction musculaire désordonnée, et, quoiqu'il semble impossible de méconnaître les conséquences d'un pareil événement, il y a cependant des circonstances où la lésion osseuse pourrait échapper même à un observateur attentif s'il n'était prévenu.

Le fait suivant, dont j'ai recueilli l'observation pendant mon internat dans le service de Rayer, servira, je l'espère, à démontrer la justesse de cette proposition en même temps qu'il sera un exemple incontestable de la réalité des fractures osseuses par contraction musculaire.

En 1848, un imprimeur, âgé de 32 ans, entrait à l'hôpital de la Charité, salle Saint-Michel, n° 39, le 31 août, pour une douleur très-vive qu'il ressentait entre les deux épaules depuis trois jours seulement. Louis-Julien Fèvre, ainsi se nommait le malade, était sourd-muet de naissance, mais d'ailleurs fort intelligent et répondait par écrit à mes questions écrites ; on peut donc compter absolument sur la fidélité des renseignements qui suivent. Il affirmait n'avoir subi dans la région douloureuse aucune violence extérieure si légère qu'on pût la supposer ; qu'il ne s'était point heurté contre un meuble, n'avait reçu aucun coup ni fait aucune chute capable de déterminer la douleur dont il se plaignait ; et cela, non-seulement depuis quelques jours, mais du plus loin qu'il se souvînt. En revanche, il n'hésitait pas à mettre cette douleur sur le compte d'un effort considérable pour mouvoir le levier horizontal d'une presse.

Pendant cet effort, F... ressentit tout à coup, entre les omoplates, un craquement et une douleur tellement violente qu'il fut obligé de lâcher prise et faillit se trouver mal. A partir de ce moment, la douleur ne le quitta plus ; elle éclatait aiguë, intolérable, à chaque mouvement des membres supérieurs ; de telle sorte qu'à son entrée dans le service de Rayer, trois jours après l'accident, il ne pouvait bouger les bras et qu'il les tenait constamment croisés au devant de la poitrine, afin d'éviter la souffrance toujours présente dès qu'ils demeuraient pendants. Il n'existait d'ailleurs aucune faiblesse dans les membres supérieurs, et aucun point de leur étendue n'était le siége d'une sensibilité morbide. La douleur était exactement limitée au point correspondant à la deuxième vertèbre dorsale. Cependant, l'observation la plus minutieuse n'y faisait reconnaître aucun changement de forme ou de consistance ni de coloration. La région n'était point tuméfiée et la peau avait sa souplesse et sa teinte normales. Mais on constatait les singularités suivantes. Une légère pression oblique, au niveau de l'épine vertébrale, faisait fuir cette apophyse et le doigt sentait une crépitation manifeste. En saisissant l'apophyse épineuse entre le pouce et l'index et lui imprimant un mouvement de va-et-vient accompagné de pression, on rendait le frottement beaucoup plus rude et les soubresauts ainsi que le bruit caractéristique plus intenses.

A ces deux signes, la mobilité anormale et la crépitation pendant le déplacement des parties, il était impossible de méconnaître une fracture de l'apophyse épineuse de la seconde vertèbre dorsale ; et les circonstances du fait ne laissaient aucun doute sur la réalité d'une fracture par contraction musculaire. Il est inutile de dire que cette exploration causait d'assez vives souffrances au patient ; mais je tiens à ajouter que la douleur provoquée retentissait au loin dans la région et toujours dans le même point, c'est-à-dire à la hauteur de la sixième vertèbre dorsale.

Grâce à l'immobilisation méthodique des membres supérieurs, on parvint à maintenir autant que possible les fragments en contact, et par conséquent à prévenir le retour des douleurs aiguës. La fracture n'était pas entièrement consolidée lorsque le sujet quitta l'hôpital ; mais il n'existait plus de douleurs dues à la contraction tonique des muscles ni même pendant les simples déplacements des membres supérieurs ; la douleur n'apparaissait que pendant un effort pour soulever une chaise, par exemple, et restait circonscrite autour du siége de la fracture sans envoyer aucune irradiation vers le milieu de la colonne dorsale.

A la lecture de ce récit, chacun comprendra combien il eût été facile de prendre cette fracture d'apophyse épineuse pour un diastasis des muscles des gouttières vertébrales. Sans doute les cas analogues sont extrêmement rares ; cependant, comme l'erreur de diagnostic conduirait le praticien à d'humiliantes déceptions, il était nécessaire d'en signaler la possibilité.

Marche, durée, terminaisons et pronostic du myodiastasis. — Si l'on représentait par des tracés graphiques les degrés successifs d'intensité de la douleur dans un certain nombre de cas connus sous les noms de tour de reins, de coup de fouet ou d'effort, les courbes offriraient à l'observateur une assez grande diversité de formes. Tantôt, à la suite de l'ascension énorme coïncidant avec la douleur déchirante du début, on verrait une légère descente, si bien que le niveau de la douleur du premier jour ne s'éloignerait pas beaucoup de ceux des jours suivants, et le tracé finirait par une ligne oblique régulièrement abaissée. Tantôt au contraire, et c'est le cas le plus fréquent, la dépression serait plus forte après l'é-cart initial, mais la courbe se relèverait le lendemain, demeurerait stationnaire un ou plusieurs jours, et déclinerait ensuite graduellement. D'autres fois, enfin, à l'exaltation du premier instant succéderait une chute profonde, suivie le second jour d'une ascension considérable et plus tard du plateau ainsi que de la ligne descensionnelle, comme à l'ordinaire.

En d'autres termes, il arrive quelquefois qu'à partir du déchirement causé par l'effort la contraction est tellement douloureuse que tout mouvement devient pour ainsi dire impossible. Mais le plus souvent le travail, quoique très-pénible, peut cependant être continué le premier jour ; ce n'est que le lendemain, au réveil, que le sujet se sent absolument empêché. Enfin, par exception, la souffrance est si modérée dans les premières heures qui suivent l'accident, que la journée s'achève sans peine et que rien ne fait présager le paroxysme du lendemain.

Cette dernière particularité caractérisait le cas suivant :

OBSERVATION 17. — *Tour de reins ; apaisement de la douleur; recrudescence le lendemain. — Électrisation ; guérison.*

(Recueillie par M. NISSERON, externe.)

Le nommé S..., charron, vient consulter à l'hôpital Beaujon, le 16 septembre 1867, pour une douleur dans la masse sacro-lombaire. Il raconte qu'il y a trois jours, à la suite d'un violent effort pour soulever un fardeau, il éprouva une vive douleur dans la région affectée. Il put cependant continuer ce jour-là son travail sans trop de souffrance. La douleur, dit-il, était comme engourdie, mais le lendemain elle reparaissait plus intense que jamais, et depuis lors, il n'a pu reprendre ses occupations. Aujourd'hui, il se présente courbé en deux, dans l'impossibilité absolue de se redresser et éprouvant une douleur violente, localisée surtout dans la masse sacro-lombaire droite. — L'électrisation pratiquée pendant des intervalles de 4 à 5 minutes à trois reprises différentes à l'aide d'éponges imbibées d'eau adaptées à la machine de Ruhmkorff ne produisent que du soulagement.

On promène alors sur la région lombaire le pinceau métallique tout à fait développé et en donnant toujours au courant une force moyenne.

Au bout de dix minutes, le malade peut se redresser, se sentant guéri, et s'en va tout heureux.

Voici, au contraire, un exemple assez net de cette forme dans laquelle la douleur acquiert presque immédiatement sa plus haute intensité et supprime d'emblée la fonction de la partie affectée.

OBSERVATION 18. — *Coup de fouet dans le mollet droit; sans effort notable, immobilisation instantanée du membre par la violence de la douleur. — Électrisation à trois reprises; guérison.*

Louis M.., 34 ans, blanchisseur, en convalescence dans la salle St-Louis, hôpital Beaujon, d'une affection abdominale (volvulus probable), éprouve le 7 septembre 1863 un accident qu'il raconte en ces termes :

Hier à 9 heures, après la visite, au moment de descendre de son lit, il posa le pied à terre et ressentit une douleur intense dans le mollet au niveau du point où cessent les fibres charnues du triceps sural. Il n'a, dit-il, entendu aucun bruit, le membre n'est pas augmenté de volume, il n'y a pas trace d'ecchymose.

Néanmoins, depuis l'accident, le malade ne peut faire usage de sa jambe droite; pour faire quelques pas, il ne pose sur le sol que le talon, tant sont douloureux les mouvements de flexion et d'extension du pied sur la jambe.

Le 8, le malade dit que la douleur est devenue intolérable et qu'elle s'exaspère au moindre mouvement. Il raconte même que ce matin, ayant besoin d'aller aux lieux qui sont à quelques pas de son lit, il n'a pu marcher pour pouvoir s'y rendre et a dû se traîner à quatre pattes.

M. Gubler électrise les muscles de la jambe malade, qui se contractent aussi bien que ceux du côté sain. Immédiatement après cette première séance, M... peut marcher et fléchir le pied sur la jambe sans éprouver de douleur.

Le 9. Le soir, la douleur reparaît comme hier matin ; il y a de l'œdème au niveau des malléoles externe et interne. Il n'est pas électrisé.

Le 10. Électrisé. Mieux sensible après. L'œdème a un peu diminué.

Le 12. Électrisé encore. L'œdème a disparu.

Le 14 et le 15. Électrisé. Plus de douleur du tout pendant la marche.

Le 16. Le malade quitte l'hôpital complétement guéri.

Mais les choses se passent habituellement comme dans l'observation suivante :

OBSERVATION 19. — *Myodiastasis lombaire gauche; douleur exaspérée le lendemain. — Electrisation; guérison.*

(Recueillie par M. PAX, externe.)

J..., carrossier, âgé de 23 ans, vient à la consultation de l'hôpital Beaujon le 12 septembre 1868; il raconte qu'étant occupé, lui quatrième, à soulever une voiture composée seulement du siége et de la caisse, au moyen de traverses en bois posées sur ses épaules, il a ressenti au moment où il faisait effort pour se relever avec son fardeau une douleur dans la région lombaire gauche, douleur irradiant en avant vers la région ombilicale. Il a pu néanmoins continuer sa journée, mais avec beaucoup de peine. Cette douleur ne gênait nullement la respiration et ne s'exagérait que lorsqu'il voulait se pencher en avant ou se servir du membre supérieur correspondant, soit pour saisir un objet, soit simplement pour mettre sa casquette sur sa tête.

Cet accident lui est arrivé hier 11 septembre, vers deux heures de l'après-midi; et, contre son espoir, une nuit de sommeil non-seulement n'a pas dissipé la douleur, mais les mouvements lui causent beaucoup plus de souffrance que la veille et tout travail lui est maintenant interdit.

Il se tient très-droit, marche avec beaucoup de précaution et se garde de faire du tronc aucun mouvement d'extension ni de flexion. Quand il s'approche à la consultation, on voit qu'il porte difficilement la main à la tête pour retirer sa casquette.

Électrisation d'abord très-faible et de plus en plus intense.

Après une séance de quelques minutes, le malade accuse un soulagement considérable. Au bout de huit minutes la guérison est complète. Il quitte gaillardement la chaise sur laquelle il était assis, marche sans aucune précaution, et se livre aux mouvements d'extension et de flexion du tronc sans éprouver la moindre douleur. Il quitte et remet sa casquette avec facilité, opération qu'il ne pouvait faire sans vive souffrance, et se retire heureux et surpris de cette guérison instantanée.

La durée du diastasis musculaire, exprimée par celle de la cinésialgie, varie beaucoup non-seulement d'après le degré, l'étendue et le siége de la lésion anatomique, mais encore suivant les conditions individuelles, telles que la répétition forcée des mouvements, la diathèse rhumatismale, l'habitation dans un lieu froid et humide. Quelquefois, fugace et littéralement éphémère, la douleur qui succède à un effort persiste ordinairement plusieurs jours malgré les traitements habituels. Il me serait difficile d'établir à cet égard une moyenne en rapport avec la généralité des faits ; tout ce que je puis dire, c'est que dans plusieurs cas j'ai vu le coup de fouet ou le lumbago traumatique, par exemple, durer au delà d'une semaine, savoir : dix jours dans l'Obs. 14, une douzaine de jours dans l'Obs. 12, quinze jours dans l'Obs. 11, et jusqu'à deux mois dans l'Obs. 26. Et qui sait combien de temps la cinésialgie se fût prolongée encore, dans ce dernier cas, si l'électricité n'était intervenue.

Le myodiastasis finit par une atténuation graduelle des douleurs de contraction, lesquelles, d'aiguës et violentes qu'elles étaient d'abord, deviennent obscures dans les mouvements ordinaires et ne constituent plus qu'une simple gêne avant de disparaître complétement.

Dans l'immense majorité des cas, l'altération structurale s'efface en même temps que la sensation morbide qui en est le symptôme caractéristique ; toutefois, dans quelques circonstances extrêmement rares (Voy. Obs. 11), la tendance à la répétition de l'entorse musculaire, dans le point affecté une première fois, nous force à admettre, à titre exceptionnel, la persistance indéfinie d'une modification anatomique des muscles de la région. D'un autre côté j'ai vu, chez une dame, une névralgie sciatique ascendante survivre aux douleurs du coup de fouet.

Mais ces petits nuages ne sont pas faits pour assombrir beaucoup le tableau du diastasis musculaire dont le pronostic, presque toujours favorable au point de vue de la disparition entière et définitive du mal, est encore allégé dès maintenant par l'acquisition d'un moyen pour ainsi dire infaillible de supprimer instantanément la douleur et de restituer du même coup la fonction motrice.

Traitement du diastasis musculaire. — La première indication, à laquelle les malades se gardent bien de manquer, est celle d'immobiliser les muscles endoloris. Avec le repos il faudrait encore autre chose, ce serait le séjour dans une atmosphère sèche et d'une température douce, condition éminemment favorable au travail réparateur, à une bonne nutrition et à l'activité des fonctions cutanées.

La caléfaction locale au moyen de serviettes chauffées, de sachets de sable chaud, de boules ou de cruchons d'eau chaude, est aussi un moyen de soulagement, plus efficace toutefois dans la cinésialgie rhumatismale que dans celle du diastasis musculaire.

Les frictions avec la main nue ou armée d'une brosse de laine, d'un gant de crin ou d'un simple morceau de flanelle, rendent également quelques services. Il en est de même des sinapismes et des autres irritants superficiels.

La rubéfaction et le frottement de la peau n'ont pas seulement un avantage immédiat ; ils constituent encore une opération préliminaire utile pour assurer les effets locaux des stupéfiants et des anesthésiques, dont l'emploi est naturellement indiqué dans une affection essentiellement douloureuse. Nous trouvons dans le chloroforme la réunion des deux actions, rubéfiante et anodine, que les autres topiques nous montrent généralement isolées.

Les emplâtres narcotiques agissent principalement comme moyens d'occlusion, et les épithèmes qui ont pour base l'opium ou l'extrait de belladone, ne donnent pas des résultats bien supérieurs à ceux qu'on obtient au moyen du collodion, du sparadrap de diachylum ou du vulgaire papier chimique.

Les injections hypodermiques seraient bien autrement efficaces et méritent d'être recommandées ; mais il est permis d'espérer davantage encore des injections calmantes intramusculaires, employées avec succès dans des circonstances différentes par l'un de nos plus habiles chirurgiens, M. Demarquay, et, dans le diastasis même, par M. le D' Féréol.

On a souvent conseillé les bains de Barèges ou les autres bains sulfureux artificiels ainsi que les bains alcalins aromatiques contre le lumbago ; mais ils réussissent particulièrement lorsque l'affection est d'origine rhumatismale ou bien occasionnée par un refroidissement. Nous en dirons autant des bains de vapeur sèche ou humide, aromatique ou non, ainsi que des douches froides et des douches écossaises. Dans ces différents procédés de balnéation, la stimulation périphérique, excitée par la haute thermalité ou par les propriétés spéciales des agents médicamenteux, a beaucoup plus d'influence sur les affections rhumatoïdes des muscles que sur les altérations anatomiques primitives ou secondaires du myodiastasis.

Le massage, pratiqué d'après les règles tracées méthodiquement par M. le Dr Dally, modifierait sans doute avantageusement l'état des muscles rompus ou tiraillés pendant un effort. Malheureusement ce moyen, si utile dans un grand nombre de traumatismes, n'a pas encore fait ses preuves dans l'affection qui nous occupe.

Quant à la médication interne, dirigée contre l'entorse musculaire, elle se borne à l'emploi des narcotiques et des hypnotiques combiné avec celui des sudorifiques ; et l'on peut affirmer que si elle fait oublier le mal ou si elle en atténue la violence, elle n'a cependant pas le pouvoir de le faire disparaître ni même d'en abréger notablement la durée.

En définitive, les moyens généralement conseillés contre le myodiastasis sont, ou illusoires, ou insuffisants, et dignes tout au plus du titre de palliatifs. Seule, l'application de l'électricité constitue un traitement vraiment curatif et qui possède le mérite inestimable d'une action aussi rapide que certaine.

Au reste, le procédé est si simple et tellement dégagé d'inconvénients ou de difficultés que j'en confie habituellement l'exécution aux élèves du service, très-fiers de la puissance de leur instrument, très-heureux de leurs triomphes, dont l'éclat est encore rehaussé par la stupéfaction des patients et de l'entourage.

Il est probable que les différents modes d'électrisation donneraient de bons résultats ; cependant je n'ai jamais employé contre l'entorse musculaire l'électricité purement *tensive* qu'on appelle statique. Quant à l'électricité *cursive*, à laquelle on a réservé le nom de dynamique, je n'ai utilisé que l'une de ses formes : le faradisme, c'est-à-dire les courants induits et intermittents.

Ce n'est point affaire de préjugé ni de parti pris ; les raisons de mon choix sont toutes naturelles : à l'époque où j'ai entrepris ces recherches, les appareils à courants continus étaient bien peu employés, tandis que les machines électro-dynamiques ou magnéto-électriques se trouvaient partout à notre disposition. Plus tard, lorsque la faradisation m'eut donné des résultats tellement complets qu'on ne pouvait en espérer de meilleurs, je crus devoir m'en tenir au moyen qui m'avait si bien réussi.

Il se peut que le galvanisme convienne particulièrement à certains états morbides des fibres musculaires, consécutifs à leurs distensions et à leurs ruptures, et je me propose d'en faire l'expérience ; mais il est permis de douter qu'il l'emporte en efficacité dans la généralité des cas de diastasis, et dès lors la préférence semble assurée aux machines à courants d'induction, beaucoup plus portatives et plus faciles à manier que les autres.

D'ailleurs les courants d'induction qui se distinguent par leur faible action chimique ou électrolytique et respectent la structure de la peau, ont encore dans ce cas particulier le double avantage : de s'adresser spécialement à l'irritabilité de la fibre contractile, et d'épargner la sensibilité cutanée ou même celle de la rétine, quand l'occasion se présente d'agir sur la région cervicale.

Maintenant, que la source de la force électrique soit un aimant ou bien une pile, que la machine soit magnéto-électrique ou, comme on dit, électro-dynamique, cela importe peu. J'ai réussi avec la machine de Breton, mais je me suis habituellement servi de celle de Ruhmkorff, et en dernier lieu de l'appareil de Gaiffe au chlorure d'argent. La trousse de Trouvé, les machines de nos confrères, M. Duchenne (de Boulogne) et M. le Dr Tripier, rendent les mêmes services, et M. Bonnefin, qui n'emploie guère que l'appareil d'induction de Legendre et Morin, compte de nombreux succès dans des cas de lumbago traumatique ou rhumatismal.

Mais l'espèce du courant induit n'est pas indifférente. Celui de la seconde hélice, offrant plus de tension et moins de quantité, pénètre plus profondément, mais agit trop fortement sur la sensibilité et présente l'inconvénient d'exciter des actions réflexes inutiles ou nuisibles ; au contraire, celui qui parcourt le gros fil, c'est-à-dire la première hélice ou l'extra-courant, fait naître moins de douleur, provoque des contractions musculaires plus intenses et localise davantage ses effets.

Ces qualités doivent généralement faire préférer l'extra-courant dans le traitement d'une affection qui intéresse une région musculaire circonscrite et superficiellement placée, comme c'est l'ordinaire dans le myodiastasis. Nous y avons eu recours dans la très-grande majorité des cas, bien que la mention n'en soit faite que dans l'observation suivante recueillie par M. Nisseron.

Observation 20. — *Diastasis musculaire.* — *Électrisation avec l'extra-courant ; amélioration instantanée.*

Henri J. P..., âgé de 28 ans, charretier, vient à notre consultation le 23 octobre 1867 pour une forte douleur qu'il éprouve dans la région lombaire. Il raconte qu'il en a ressenti tout à coup les effets, il y a trois jours, en déchargeant de lourds moellons. Il avait été même obligé d'interrompre sur-le-champ son ouvrage. Il n'a depuis éprouvé aucune amélioration.

Pendant l'examen, il éprouve une si violente douleur, qu'il ne peut rester debout et qu'il garde, étant assis, la position courbée en avant qu'il affecte en marchant. C'est surtout au niveau de la 4e et 5e vertèbre lombaire que la souffrance se trouve le plus localisée. Il a d'ailleurs semblé constater sur ce point une légère ecchymose.

Le malade est immédiatement soumis à l'électrisation par l'appareil de Ruhmkorff. Application pendant vingt minutes environ des boutons garnis et imbibés d'eau chlorurée. Nous avons employé l'*extra-courant*, en graduant sa force suivant la tolérance du sujet. A la fin de la séance, P..., quoique imparfaitement guéri, se sentait très-soulagé, marchait plus droit et pouvait, quoique encore avec peine, ramasser par terre un objet que nous lui avons jeté, chose qui lui avait été impossible avant la séance d'électrisation.

L'une des raisons qui nous faisait préférer l'extra-courant au courant électrique de seconde induction nous conduisait également à employer presque constamment les rhéophores humides (disques métalliques recouverts d'une peau de gant humectée d'eau pure ou d'eau salée, éponges mouillées), à l'exclusion des boules ou des fils de laiton. En effet, le pinceau métallique, dont l'action s'épuise pour ainsi dire tout entière à la périphérie, ne peut que produire d'atroces souffrances sans compensation, puisqu'il n'exerce qu'une action insignifiante sur la contractilité et sur la nutrition des fibres charnues.

Il y a pourtant des circonstances où l'action spoliatrice et révulsive du pinceau électrique vient compléter les effets physiologiques et thérapeutiques de la faradisation musculaire au moyen des rhéophores humides, c'est lorsqu'il existe concurremment avec la cinésialgie des douleurs permanentes et qu'un élément névralgique s'est associé à la lésion de la substance contractile. Seulement cette complication ne se rencontre guère dans le myodiastasis, en sorte que je ne me suis trouvé qu'une fois (Observ. 17) dans l'obligation d'électriser au pinceau les muscles lésés pendant un effort ; et quand il m'est arrivé par hasard d'employer ce procédé d'électrisation, c'était à titre de supplément et pour ne rien omettre de ce qui pouvait assurer un succès immédiat.

Au reste, même avec les rhéophores humides, l'opération est encore très-douloureuse ; mais la souffrance vient à peu près exclusivement des muscles convulsés par le courant électrique et la peau n'y prend qu'une faible part. La douleur est assez violente, dans la plupart des cas, pour arracher aux plus résignés et aux plus braves des geignements ou des cris.

Une seule fois j'ai vu la syncope succéder à quelques minutes d'application du courant faradique : c'était dans les circonstances suivantes :

OBSERVATION 21. — *Diastasis des muscles de la nuque et de la partie supérieure du dos. — Électrisation. — Lipothymie. — Guérison.*

(Recueillie par M. RENAULT, externe du service.)

M..., terrassier, d'une quarantaine d'années, de haute stature, bien musclé, se présente le 6 juin 1868 à la consultation de l'hôpital Beaujon. La veille, au milieu de son travail, il avait été arrêté par une douleur vive et subite dans le dos, entre les deux omoplates, et qui avait été précédée d'un craquement dans cette région. Depuis ce moment, il lui était impossible de pencher la tête en avant, de la tourner à droite ou à gauche. Était-il étendu sur le dos, il ne pouvait se relever ni se mettre sur le côté sans réveiller la douleur. Debout, il avait dans tous ses mouvements le cou raide comme les malades atteints de tumeur blanche des articulations vertébrales ou comme certains rachitiques, mais il était sans fièvre, et toutes les fonctions s'accomplissaient parfaitement bien. M. Gubler ayant prescrit l'électrisation de la région douloureuse, les rhéophores sont promenés sur les muscles qui s'insèrent aux gouttières vertébrales des régions dorsale et cervicale du rachis.

Avec un courant moyen, les muscles se contractent très-énergiquement sans que le malade paraisse trop souffrir. Au bout de trois à quatre minutes, il se relève et essaye de faire quelques mouvements du cou, mais bientôt il se met à chanceler et à pâlir, et éprouve un commencement de syncope. Le décubitus horizontal et des compresses d'eau fraîche sur le front le rappellent à lui en quelques secondes ; il peut alors se remettre debout, et après une ou deux minutes d'électrisation nous nous assurons qu'il a recouvré toute sa souplesse et qu'il peut exécuter sans la moindre douleur tous les mouvements de la tête et des épaules, auparavant impossibles.

Certes, la douleur causée par l'électrisation n'a pas été étrangère à cette lipothymie, mais on serait mal fondé à la considérer comme la cause unique de cet accident, puisque, suivant la remarque consignée dans le récit de M. Renault, le malade ne paraissait pas trop souffrir des contractions énergiques provoquées par le passage d'un courant de moyenne intensité. D'autres conditions ont dû intervenir. Le sujet était à jeun depuis la veille et, conséquemment moins résistant qu'à l'ordinaire. Peut-être aussi était-il un peu effrayé de l'emploi d'un agent qui lui était inconnu. Tout cela est plausible, mais insuffisant. Evidemment, la douleur, envisagée comme cause déterminante de la syncope, a rencontré son aide la plus puissante dans la disposition anatomo-physiologique spéciale de la région soumise à l'action de l'électricité : je fais allusion à la présence de la paire vague et du grand sympathique cervical, ainsi qu'au voisinage du bulbe rachidien, principal foyer d'innervation des organes circulatoires. Toute stimulation excessive portée sur ce lieu redoutable retentit violemment sur les centres vaso-moteurs et peut déterminer aussitôt l'ischémie

cérébro-spinale et la suspension des battements du cœur, c'est-
à-dire la syncope. Mais le danger est encore plus imminent avec
l'électricité qu'avec les autres excitants, comme le prouvent les faits
signalés d'abord par M. Duchenne (de Boulogne) et vérifiés ultérieurement par la plupart des électrothérapistes.

Ainsi, tout nous invitait à une prudente réserve dans les applications de l'électricité à la cure de la cinésialgie. Nous n'y avons
jamais manqué ; et nous sommes d'autant plus autorisé à recom-
mander la modération qu'en ménageant la sensibilité des sujets et en
se mettant à l'abri des inconvénients d'une électrisation à outrance,
le praticien n'a pas à craindre de voir s'émousser l'arme puissante et
sûre que la thérapeutique a placée dans ses mains.

Nous avons donc toujours procédé avec beaucoup de précaution,
surtout lorsque l'électricité devait être appliquée sur des régions
impressionnables, telles que les parois costales, le creux épigastrique
ou bien les parties latérales du cou. La région était préalablement
mouillée, afin de favoriser la pénétration du courant et d'épargner la
sensibilité de la peau. Puis les rhéophores humides étaient promenés
au niveau des muscles à modifier ; seulement le contact n'était main-
tenu que pendant quelques secondes, afin de déterminer, par des
courants interrompus, des contractions musculaires plus énergiques.
Mais nous débutions toujours par un courant faible ou moyen, dont
nous augmentions ensuite progressivement l'intensité, non pas en
élevant la puissance de la source, qui reste nécessairement à peu près
invariable pendant la courte durée d'une opération, mais en décou-
vrant peu à peu la bobine d'induction. Chacun sait qu'en retirant de
plus en plus le manchon métallique qui enveloppe cette bobine on
accroît proportionnellement l'intensité du courant faradique.

Telle est la marche suivie dans tous les cas et mentionnée dans
un grand nombre de nos observations.

La durée de la séance d'électrisation a été souvent de dix à douze
ou quinze minutes, et parfois davantage. Mais, lorsqu'elle devait se
prolonger en raison de l'intensité et de l'ancienneté du mal ou bien
de l'intolérance du sujet pour les courants forts, au bout de quelques
minutes d'application nous accordions au patient quelques instants
de repos, après quoi l'opération était reprise et continuée, même
pendant quelques minutes ; c'est ce qui eut lieu dans le cas suivant :

OBSERVATION 22. — *Tour de reins.* — *Électrisation graduée ; guérison
instantanée et complète.*

(Recueillie par M. PAX, externe.

Émile D..., 43 ans, garçon maçon, se présente à l'hôpital Beaujon, le 16 décembre 1868.

Cet homme, gros, fort, vigoureux, d'une constitution athlétique, raconte que l'avant-veille il conduisait une brouette remplie de mortier sur un platbord. Une planche se trouvait sur son passage, la roue buta contre cet obstacle, ses pieds glissèrent, il perdit l'équilibre et la brouette étant sur le point de se renverser il se releva au plus vite et fit un effort pour éviter cet accident. A ce moment, il ressentit tout à coup dans les reins une vive douleur qui l'obligea de quitter son travail. Un jour de repos n'ayant pas suffi à faire disparaître cette douleur ni même à la calmer, il se décida à consulter. La marche est difficile et ne devient possible qu'à la faveur de très-grandes précautions. L'action de s'asseoir réveille une vive douleur dans la partie inférieure de la région lombaire, douleur siégeant des deux côtés de la colonne vertébrale au-dessus de la crête iliaque. Tout mouvement de flexion ou d'extension du tronc est extrêmement pénible et D... ne marche que le tronc demi-fléchi. L'électrisation est pratiquée d'abord avec un courant très-faible qu'on augmente graduellement. Après une séance de huit minutes, le malade accuse beaucoup de soulagement, il exécute sans trop de douleur des mouvements d'extension et de flexion du tronc; après une seconde séance de neuf minutes d'une électrisation plus forte, le sujet quitte vivement sa chaise pour se livrer aux mouvements d'extension et de flexion du tronc les plus étendus, remet prestement ses habits sans la moindre gêne ni la moindre souffrance et remercie avec effusion, se déclarant parfaitement guéri.

Si la faradisation excessive a ses écueils et ses dangers, l'insuffisance du courant électrique ou de sa durée d'application n'est pas non plus sans inconvénients, puisqu'on n'obtient alors que des résultats thérapeutiques incomplets et parfois nuls. L'intensité du courant électrique a été manifestement trop faible et sa durée d'application trop courte dans le cas suivant, où la faradisation locale ne nous a donné qu'un demi-succès.

Observation 23. — *Diastasis musculaire prédominant dans le côté droit des lombes. — Electrisation par des courants insuffisants ; soulagement considérable.*

Le mercredi 24 janvier 1869, se présente à la consultation de l'hôpital Beaujon un homme de 40 ans environ, faisant le métier de chargeur.

En soulevant un fardeau, il ressentit dans la région des lombes, principalement du côté droit, une douleur intense qui depuis quatre à cinq jours ne lui permet, pour ainsi dire, aucun mouvement. Il marche difficilement ; pour tourner sur lui-même il prend de grandes précautions et ne peut se baisser sans ressentir de vives douleurs. En un mot, tout travail lui est impossible.

M. Gübler ordonne d'électriser les parties douloureuses.

Les rhéophores de la machine de Ruhmkorff, *au maximum de production*, sont promenés pendant près de 10 minutes sur les lombes et les flancs sans amener un grand soulagement. On porte la force du courant presque au maximum. Les contractions musculaires sont énergiques, mais le malade, trouvant la douleur trop vive, demande grâce au bout de quelques minutes.

Ses mouvements, quoique un peu douloureux encore, sont devenus plus faciles. Il avoue être considérablement soulagé, mais il refuse de se soumettre de nouveau aux décharges électriques. Il marche du reste facilement et ne ressent de douleur que lorsqu'il veut se baisser et se relever brusquement.

Dans ce cas, la cure n'a pas été radicale, sans doute par la faute du malade qui a manqué de courage.

Ce serait néanmoins une erreur de croire que la douleur de contraction du myodiastasis peut toujours être enlevée du premier coup à la faveur d'une électrisation convenablement énergique et suffisamment prolongée. Chez quelques malades nous avons dû répéter l'opération plusieurs jours de suite pour effacer jusqu'à la dernière trace du diastasis musculaire. Le cas s'est présenté dans l'observation 16, où la faradisation fut pratiquée cinq fois, à vingt-quatre heures d'intervalle, avec une amélioration notable par rapport à la veille, après chaque séance.

La même marche a été suivie dans un autre cas, sur lequel je n'ai conservé que des notes écourtées.

OBSERVATION 24. — *Lumbago par effort musculaire. — Trois séances d'électrisation ; guérison complète.*

Célestin M..., 51 ans, journalier, entre à l'hôpital Beaujon, salle Saint-Louis, n° 24, le 30 janvier 1864, pour un tour de reins qu'il s'est donné la veille.

L'électricité appliquée le lendemain sur la région lombaire, avec la machine de Ruhmkorff, produit en quelques minutes un soulagement tel, que le sujet se croit débarrassé de son mal.

Cependant le 1er février la douleur est en partie revenue. Nouvelle électrisation, suivie du même succès immédiat.

Le 2, un léger retour de douleur nécessite une troisième faradisation, à la suite de laquelle la guérison est définitive.

Célestin M... sort de l'hôpital le 6 février, n'éprouvant plus depuis quatre jours aucun ressentiment de sa douleur.

Malgré son laconisme, cette observation met en relief une particularité intéressante que j'ai plusieurs fois observée dans l'entorse musculaire, c'est le retour graduel de la douleur de contraction après sa disparition momentanée sous l'influence du courant électrique. A la vérité, ce symptôme ne remonte jamais à son niveau primitif une fois qu'il a été réprimé par l'électricité ; cependant il reprend quelquefois des proportions assez considérables pour exiger, comme on vient de le voir, de nouvelles interventions thérapeutiques. Chez deux malades (Obs. 11 et 14), nous avons pratiqué deux fois la faradisation ; chez trois autres (Obs. 12, 18, 24), nous avons fait trois séances d'électrisation ; enfin il en a fallu cinq chez le sujet de l'observation 16.

Au point de vue doctrinal ces rechutes ont aussi leur signification ; nous y reviendrons plus tard.

Mais la reprise de la cinésialgie à la suite d'une vigoureuse électrisation ne constitue jamais qu'un fait exceptionnel : sa disparition entière ou presque totale, mais définitive, est au contraire la règle très-générale, ainsi que cela ressort des observations 1, 2, 3, 4, 5, 6, 7, 8, 9, 10, 13, 15, 17, 19, 21, 22, 25 et 26 ; et, chose remarquable, les diastasis anciens, pour ainsi dire invétérés, obéissent parfois aussi rapidement à l'électricité que ceux qui se sont produits la veille ou le jour même. En voici un exemple :

OBSERVATION 25. — *Myodiastasis lombaire datant de six jours. Disparition instantanée de la cinésialgie par la faradisation.*

Le 3 février 1869, se présente à la consultation à l'hôpital Beaujon, G..., âgé de 59 ans, ouvrier teinturier à Puteaux.

Cet homme ressent dans la région des lombes et principalement du côté droit, une douleur très-intense qui s'étend en avant. Tout mouvement est très-difficile et provoque une douleur qui arrache des plaintes, parfois des cris au malade. Il marche avec peine et prend de grandes précautions pour se lever ou pour s'asseoir. La douleur date d'environ six jours à peu près ; elle est apparue subitement au moment où cet ouvrier faisait effort pour soulever un fardeau.

M. Gubler ordonne l'électricité. Les rhéophores de la machine de Ruhmkorff, à peu près au maximum de sa force, sont promenés sur les parties douloureuses. Violentes contractions des muscles excités. Au bout de 2 à 3 minutes, on fait lever le malade ; quoique moindre, la douleur persiste encare. Les mouvements sont plus faciles, mais encore un peu douloureux. On continue l'électrisation quelques instants encore, et bientôt, le malade est entièrement guéri. Il se baisse et se lève rapidement sans douleur ; les mouvements de torsion du thorax sur le bassin qui étaient impossibles, peuvent maintenant se faire facilement ; la pression ne dénote aucune douleur.

Cet homme, très-satisfait, ne regrette qu'une chose, c'est de n'être pas venu plus tôt à l'hôpital ; car depuis six jours entiers, tout travail lui était très-pénible pour ne pas dire impossible.

L'électrisation n'a pas duré plus de cinq minutes.

Le succès n'a pas été moins complet chez trois autres de nos malades qui souffraient de leur diastasis musculaire depuis plus longtemps : l'un depuis dix jours (Obs. 14), l'autre depuis douze jours (Obs. 12) et le troisième depuis quinze jours (Obs. 11).

Remarquons toutefois que, pour plus de sécurité et afin de dissiper les dernières manifestations douloureuses, nous avons fait dans le premier cas deux séances de faradisation ; trois dans le second cas ; et deux seulement dans le dernier, bien que l'affection fût beaucoup plus ancienne.

Mais le fait le plus étonnant, et le plus propre à illustrer cette merveilleuse efficacité des courants d'induction contre la cinésialgie de l'entorse musculaire, est celui dont il me reste à faire connaître les détails.

OBSERVATION 26. — *Diastasis musculaire datant de deux mois. Guérison instantanée par l'électricité.*

(Recueillie par M. PAX, externe.)

Le nommé Adolphe D..., 48 ans, journalier, vient à la consultation le 23 septembre 1868.

Cet homme est gros, fort vigoureux, et d'une constitution herculéenne. Il raconte qu'il y a *deux mois*, s'étant baissé pour lever un pot de beurre qui pouvait peser environ 40 livres, il a senti tout à coup, au moment où il voulait le soulever de terre, un craquement dans la région lombaire qui l'a forcé à lâcher prise. Dès lors, le moindre mouvement, le plus petit effort, la marche même en prenant beaucoup de précaution réveillaient cette douleur qui était très-vive. Il avait conservé intacts les mouvements des membres supérieurs, mais quand il voulait se servir de ses bras avec sa vivacité habituelle, il éprouvait de la douleur dans les reins.

Des bains de vapeur et des frictions d'huile de camomille camphrée sur l'endroit douloureux ne lui procurèrent aucun soulagement.

Depuis cette époque, il ne peut travailler, ne peut rien porter, ni faire aucun mouvement de flexion ni d'extension du tronc sans éprouver de vives douleurs dont le siége précis est dans la région fessière droite, c'est-à-dire à la partie supérieure et postérieure des insertions des muscles fessiers ; de plus, elle existe dans le tiers inférieur de la région sacro-lombaire du côté correspondant. La plus légère inclinaison et l'action de s'asseoir sont très-pénibles.

MM. Pax et Porak pratiquent l'électrisation avec l'appareil de Ruhmkorff en commençant par un courant faible dont ils augmentent graduellement l'intensité. Au bout de 8 minutes, le malade se lève, marche avec plus de facilité et se met à exécuter des mouvements de flexion et d'extension du tronc. Avant l'électrisation, il traînait la jambe droite en marchant, maintenant il ne la traîne plus, se tient droit et marche plus facilement sans prendre de précaution. Le malade se dit beaucoup soulagé, mais le résultat n'étant pas complet, on procède à une nouvelle électrisation pendant douze minutes. Au bout de ce temps, D... marche parfaitement, n'éprouve plus de douleurs par les mouvements exagérés de ses bras, se tient parfaitement droit, et se rhabille en beaucoup moins de temps qu'il ne lui en avait fallu pour se déshabiller. Il dit ne plus ressentir la moindre douleur.

Observé dans la rue à sa sortie de l'hôpital, il marchait aussi aisément que s'il n'avait jamais rien eu.

Ainsi, un état morbide des muscles sacro-lombaires, qui datait de deux mois et qui avait résisté aux frictions stimulantes et aux bains de vapeur, céda en quelques minutes à l'action des courants électriques ! La chose paraîtrait étrange, incroyable peut-être, si l'on n'était préparé à l'admettre par les résultats concordants d'une longue expérience ou par la lecture d'un grand nombre d'observations confirmatives. Mais, comment douter quand, dans un relevé de vingt-six cas de diastasis musculaire traités par l'électricité, nous n'avons pas à faire l'aveu d'un seul échec, et quand on voit que, dans les vingt-cinq premiers cas, malgré des durées variables de plusieurs jours à deux semaines, la guérison a été le plus souvent instantanée?

Le succès était même si lestement obtenu et à si peu de frais qu'au premier moment les malades refusaient d'y croire, gardant malgré nos assurances leur attitude piteuse, leur expression inquiète et timorée. Mais tout changeait d'aspect dès que le sujet, enhardi par l'accent convaincu de nos protestations, hasardait quelques déplacements tout à l'heure interdits par de cruelles souffrances maintenant devenus indolores et faciles. Nous assistions alors à un spectacle vraiment comique, le visage du patient offrait le plus curieux mélange de stupéfaction et de joie ; et souvent on le voyait, le regard étonné, le sourire sur les lèvres, se livrer à une pantomime effrénée, comme pour se prouver à lui-même qu'il était rentré en possession de toute sa liberté de mouvements.

Théorie pathogénique du myodiastasis. — Avec les données actuellement acquises, nous sommes en mesure d'aborder, sinon de résoudre définitivement, la question de physiologie pathologique.

Quel est le siége véritable des désordres anatomiques consécutifs à ce qu'on appelle un faux mouvement ou un effort ; en quoi consiste exactement la lésion d'où dépend la douleur qui accompagne les mouvements et comment s'expliquent les particularités remarquables offertes par cette douleur? Voilà ce que nous allons essayer d'établir.

Malheureusement, l'histoire de l'entorse musculaire présente une lacune qui ne sera peut-être pas comblée de sitôt, et qui nous oblige à remplacer par le raisonnement et l'induction les faits expérimentaux dont nous regrettons l'absence. L'anatomie pathologique du myodiastasis n'existe pas encore ; jamais, que je sache, personne ne s'est avisé d'étudier l'état des masses sacro-lombaires, par exemple, chez un sujet qui aurait été frappé de mort subite ou violente au lendemain d'un lumbago traumatique. Tout ce qu'on a écrit, et tout ce qu'on peut dire jusqu'à présent sur les altérations anatomiques du tour de reins et des autres espèces de diastasis musculaire se réduit par conséquent à des conjectures plus ou moins raisonnables.

Les principales hypothèses qui peuvent être proposées sont les suivantes : 1° tiraillement et contusion des filets nerveux ; 2° rupture des tissus fibreux ; 3° luxation, pincement et attrition des muscles ; 4° distension et rupture des fibres contractiles.

La première supposition ne mérite pas de nous arrêter. Avec une lésion nerveuse, la douleur ne sommeillerait pas dans les intervalles de repos pour ne se réveiller qu'au moment de la contraction musculaire, elle serait exacerbante si l'on veut, mais continue ; et, en tout cas, les paroxysmes ne seraient pas uniquement provoqués par le déplacement des parties.

La rupture des tissus fibreux, invoquée par les anciens pathologistes, n'est pas beaucoup plus acceptable, en tant que lésion fondamentale et constante de l'entorse musculaire. La force nécessaire pour rompre un tendon ou une aponévrose est tellement énorme que la déchirure de ces parties fibreuses est inadmissible dans l'immense majorité des cas de diastasis.

Il serait évidemment absurde de la faire intervenir, quand le diastasis s'est produit sans effort, comme dans nos observations 7, 8, 9, 10 et 12.

La chose ne serait pas beaucoup plus rationnelle s'il s'agissait des cas très-nombreux où l'effort a été modéré. Il ne serait donc permis de recourir à cette explication que pour ces faits exceptionnels où la lésion est le résultat d'une contraction musculaire excessivement violente. Mais, dans ces conditions mêmes, aussi bien que dans les autres, la déchirure musculaire est infiniment plus probable et rend bien mieux compte de toutes les particularités des faits morbides. Et comme la rupture du plantaire grêle ou d'une aponévrose quelconque n'est pas plus constatée par l'examen nécroscopique que celle du tissu contractile des jumeaux ou du soléaire, rien ne nous oblige à faire de cette lésion fibreuse la condition anatomique de la douleur du coup de fouet. Tout au plus doit-on la considérer, au même titre que les fractures osseuses, comme une complication possible des altérations de l'élément musculaire, dont nous devons nécessairement admettre l'existence.

Quant à l'hypothèse de la luxation des fibres musculaires, aucun indice particulier ne vient lui prêter un caractère de probabilité. Cependant il ne nous répugne nullement d'admettre la possibilité de cet accident. Dans certains gros muscles fasciculés, tels que les gastrocnémiens, les deltoïdes et les fessiers, on conçoit aisément le glissement d'un faisceau qui oublie de se contracter, entre deux faisceaux raidis par une contraction énergique et qui l'expulsent à peu près comme un noyau de cerise pressé entre les doigts. On comprend même que le faisceau passif, comprimé dans l'espèce de boutonnière formée par les portions de muscle en pleine activité, subisse une sorte de contusion ou de meurtrissure, accompagnée et suivie de douleurs plus ou moins vives. Seulement ces vues, purement spéculatives, attendent encore un commencement de démonstration expérimentale ; et d'ailleurs plusieurs objections peuvent leur être opposées. Ainsi le mécanisme de la luxation partielle est difficile à réaliser dans les muscles homogènes, à fibres parallèles ; en outre, l'idée d'une attrition, d'une sorte d'écrasement de la chair musculaire s'accorde mal avec la promptitude et la constance des succès thérapeutiques.

Reste donc la distension des muscles avec ou sans rupture de quelques fibres contractiles.

Cette conception théorique est la seule satisfaisante : elle s'adapte bien à l'ensemble des faits connus, et nous croyons devoir nous y arrêter sans en attendre la vérification expérimentale au moyen d'une étude anatomique, microscopique et chimique des organes lésés.

La rupture d'un muscle pendant une violente contraction n'est pas plus incroyable que celle d'un tendon ou d'une apophyse épineuse ; mais, contrairement à ce qui se passe dans les tissus scléreux, cette déchirure, et à plus forte raison la simple distension musculaire, peut aussi bien se produire pendant un effort modéré, et par conséquent notre théorie du myodiastasis n'est point passible de l'objection capitale opposée aux premières explications des phénomènes connus sous les noms d'effort, de coup de fouet, etc.

L'extrême facilité avec laquelle les faisceaux musculaires se laissent distendre, ou même se brisent dans certaines circonstances, a sa raison d'être dans une modification spéciale de la substance contractile, qui ne paraît pas avoir jusqu'à présent fixé l'attention des pathologistes.

Effectivement, les conditions de repos ou d'activité de la fibre charnue font singulièrement varier son état moléculaire et ses qualités physiques, telles que l'élasticité, l'extensibilité et la cohésion. A voir la chair des animaux servie sur nos tables, personne ne soupçonnerait l'extrême puissance des muscles démontrée par l'expérience journalière. Quel est l'homme étranger à toute notion scientifique, à qui l'on fera croire que le tendon nacré et solide n'est pas le *nerf* de nos mouvements, ou que cette masse rougeâtre, mollasse, qui lui fait suite est capable par son retrait d'arracher une épine vertébrale ou de briser un os long. Et pourtant, rien n'est mieux établi que cette puissance des muscles vivants et dynamisés.

Au contraire, d'après les expériences faites par les physiciens et, en dernier lieu, par M. Wertheim, les muscles morts possèdent une si faible résistance aux tractions que leur force de cohésion est surmontée par des poids de quelques kilogrammes seulement. Il se peut que la cohésion des fibres musculaires douées de vie, mais 'état de relâchement, soit un peu plus considérable ; néanmoins il est permis de dire que, sous le rapport de la ténacité, il y a un abîme entre des muscles durcis par la contraction et ces mêmes muscles à l'état de flaccidité.

Ce fait étant reconnu, l'explication de l'entorse musculaire, même sans effort préalable, ne présente plus aucune difficulté ; car il suffit qu'un muscle ou une portion de muscle soit dans l'état de relâchement et d'*incohésion* relative pour qu'il se laisse distendre ou briser par une faible traction.

Or, il n'est pas douteux que cette condition se réalise assez fréquemment, par suite d'un défaut de synchronisme d'action entre des muscles synergiques et entre les diverses parties d'un même muscle. Déjà nous avons trouvé la preuve de cette désharmonie dans la facilité de production du diastasis musculaire au moment du réveil, ou quand les mouvements se produisent par action réflexe, sous l'empire de la frayeur, par exemple, ou bien à propos d'une excitation périphérique telle que celle qui préside à l'éternuement. Une analyse plus délicate des conditions anatomiques du phénomène et de son mécanisme en fera mieux comprendre la possibilité et rendra plus vraisemblable le rôle attribué à la flaccidité du tissu musculaire dans la production des lésions du myodiastasis.

Pourquoi un muscle ne se met-il pas à l'unisson avec ses synergiques ? Pourquoi une portion de muscle demeure-t-elle inerte quand le reste est entré en contraction ? C'est sans doute par l'une de ces deux raisons : que le muscle ou le faisceau retardataire répond mal à l'excitation, ou bien que la décharge nerveuse lui arrive trop tard ou trop peu intense. Seulement, il est difficile de deviner à quoi peut tenir la paresse d'un filet nerveux ou l'engourdissement d'une masse musculaire, mais, une fois la chose admise, et l'observation clinique nous y conduit inévitablement, rien n'est plus aisé que de comprendre l'inégale répartition de l'influx nerveux entre deux muscles différents associés dans une action commune, puisqu'ils sont animés par des rameaux nerveux distincts. On a quelque peine, au contraire, à se rendre compte de ce qui se passe dans un muscle partiellement inerte et partiellement contracté. Cependant le mécanisme est foncièrement identique dans les deux cas.

En effet, pour peu qu'un muscle présente de grandes dimensions, ses diverses parties ne sont pas innervées par le même filet moteur et peuvent, en conséquence, être considérées, à notre point de vue, comme autant de muscles distincts et autonomes. Cette manière de voir est sans doute acceptée d'avance pour les muscles digastriques et pour les muscles droits de l'abdomen.

Elle n'est pas moins rationnelle quand elle s'applique à d'autres muscles ; mais elle semblera plus correcte encore si nous faisons remarquer que beaucoup de *muscles* ont leurs faisceaux coupés à différentes hauteurs par des intersections fibreuses partielles qui en font de véritables *polygastriques*. Ces intersections partielles, échelonnées dans l'intérieur des muscles un peu étendus, n'ont pas fixé l'attention des anatomistes. On les trouve dans les jumeaux, le triceps crural, le couturier, les fessiers, les muscles des gouttières vertébrales et dans ceux des membres supérieurs, etc. Je les ai surtout bien étudiées dans les plans musculaires superficiels de la face ; et mes dissections m'ont démontré que les fibres du peaucier se continuent avec celles du carré et du triangulaire des lèvres par l'intermédiaire de petites zones scléreuses transversales, à l'instar des muscles droits abdominaux.

Cette disposition anatomique jointe à la présence d'un filet nerveux distinct dans chaque segment musculaire, assure aux différentes parties d'un muscle une indépendance réciproque qui permet, comme nous le disions en commençant, de leur appliquer les considérations auxquelles se prêtent les muscles entiers, et nous autorise à admettre la possibilité d'un défaut de synergie entre les divers faisceaux d'un même muscle, aussi bien qu'entre des muscles différents, appartenant à la même région et physiologiquement congénères.

Dès lors, rien n'est plus simple que la théorie du diastasis musculaire. Étant donné un élément musculaire dont la longueur est partagée en deux moitiés par une ligne fibreuse, si l'un des bouts vient à se contracter, l'autre demeurant inerte, celui-ci subira des tiraillements qui seront assez forts pour dépasser les limites de son élasticité et produire la distension, ou même pour vaincre sa cohésion et déterminer la rupture. La moitié attardée du faisceau contractile représente, en ce cas, une sorte de prolongement tendineux sur lequel l'autre prend son insertion, et qui sert de moyen de transmission à l'effort de la portion active ; seulement ce tendon accidentel, d'une consistance mollasse et sans ténacité, n'oppose qu'une résistance insuffisante, même aux tractions les plus modérées.

Ainsi s'expliquent, selon moi, les lésions traumatiques des muscles occasionnées par les mouvements doux et mesurés, aussi bien que celles qui résultent de contractions intenses et désordonnées, méritant le nom d'efforts. Notons toutefois cette différence : que dans le premier cas tout se réduit à une distension forcée, c'est-à-dire à un changement d'état moléculaire, tandis que dans le second il s'y ajoute, vraisemblablement toujours, une solution de continuité de quelques fibres charnues et, certainement quelquefois, une déchirure musculaire plus étendue.

Au reste, cette lésion grossière est sans importance en clinique Une fibre musculaire divisée n'est point par cela même douloureuse et ne demande qu'à guérir. Il en est tout autrement pour les fibres soumises à une distension forcée et qui conservent une modification structurale incompatible avec une contractilité régulière et normale. Quand un faisceau coupé transversalement se met en action, ses deux bouts se rétractent isolément vers leur point d'attache respectif et, si la fonction n'est pas remplie, du moins il se peut que le sujet n'en ait point conscience. Au contraire, un élément contractile altéré par suite d'un allongement instantané et excessif ne peut plus entrer en jeu sous l'influence du système nerveux, ou d'un autre stimulant, sans qu'il en résulte une douleur plus ou moins vive, parfois intolérable.

On a vu, dans le premier chapitre de ce mémoire, que cette douleur s'explique assez bien par la mise en liberté d'une force inhérente à la substance contractile et qui, ne pouvant donner lieu à un accroissement subit de cohésion avec condensation et retrait instantanés constituant la contraction musculaire, devient une cause d'excitation douloureuse pour les filets nerveux de sentiment qui animent la région et qui sont en connexion avec les nerfs moteurs, directement ou par l'intermédiaire de la fibre charnue. Je me propose de rechercher plus tard si cette action *algésiante* du courant dégagé d'un muscle lésé et incapable de se contracter ne serait pas accompagnée, comme je le crois, de phénomènes électriques et calorifiques plus prononcés que dans les conditions physiologiques.

Sans vouloir insister sur ces vues doctrinales, je tiens à faire remarquer, en terminant, que la prépondérance de l'altération moléculaire sur les désordres anatomiques plus apparents est rendue évidente par les résultats thérapeutiques. L'électricité, si constamment et si promptement efficace dans la cinésialgie de l'entorse musculaire, ne peut assurément rien contre la solution de continuité quand elle existe ; elle n'a de prise que sur la modification intime de la substance charnue, révélée par les douleurs de contraction. C'est, à mon avis, la meilleure démonstration de l'opinion développée dans ce travail, et qui tend à faire rattacher la cinésialgie non à la rupture des muscles, mais bien à un état moléculaire spécial de la fibre contractile.

4

III. — DE QUELQUES CINÉSIALGIES EN DEHORS DU DIASTASIS MUSCULAIRE.

Il n'entre pas dans mon plan de tracer une histoire complète des différentes variétés de cinésialgie dont j'ai précédemment signalé l'existence à titre d'élément morbide dans un grand nombre d'affections aussi diverses par la nature que par le siége. Je veux seulement établir dès aujourd'hui ce fait consolant, à savoir : que l'électricité conserve en majeure partie sa puissance curative vis-à-vis des douleurs de contraction étrangères au myodiastasis, que ces douleurs soient symptomatiques d'affections dites spontanées ou qu'elles soient la conséquence de violences extérieures n'ayant produit qu'une légère attrition des tissus.

Ces derniers cas, se rapprochant davantage de l'entorse musculaire, doivent être mentionnés en premier lieu. En voici un exemple observé sur lui-même par un de mes disciples les plus distingués, M. le Dʳ C. Bazin.

OBSERVATION 27.—*Cinésialgie consécutive à une contusion; disparition instantanée.*

A la suite d'un coup porté sur la face dorsale de la main, dans un espace interosseux, M. B... éprouvait à chaque mouvement de flexion des doigts une douleur assez vive au niveau du point contus. Le lendemain, 21 décembre 1866, il soumit les muscles douloureux à l'action d'un courant électrique (machine de Ruhmkorff), et quand il cessa l'application du courant, au bout de quelques minutes, il s'aperçut que les mouvements étaient redevenus faciles et indolores. La gêne fonctionnelle et la cinésialgie avaient disparu sans retour.

On obtient les mêmes succès immédiats et presque avec la même rapidité dans ces cas fréquents de douleurs rhumatoïdes qui résultent parfois de l'application directe du froid sur une région musculaire ou bien d'une réfrigération générale, sans l'intervention d'un état diathésique préalable ; mais qui, le plus souvent, sont des manifestations du rhumatisme chez des sujets prédisposés. En pareille circonstance, les symptômes offerts par les sujets sont tellement semblables à ceux de l'entorse musculaire qu'il n'est pas toujours facile de savoir si l'on a affaire à une lésion traumatique ou spontanée. Les faits suivants me paraissent devoir être rangés parmi ceux de cette dernière catégorie.

OBSERVATION 28. — *Lumbago ; guérison instantanée par l'électricité.*
(Recueillie par M. BAZIN, externe.)

Le 19 décembre 1866, un homme d'une quarantaine d'années vient consulter pour un lumbago, en apparence spontané, datant de trois jours, qui l'empêche de travailler (c'est un menuisier) et l'oblige à marcher courbé en deux appuyé sur un bâton.

Un courant faradique est appliqué pendant quelques minutes sur la masse sacro-lombaire ; ensuite le malade se redresse sans difficulté et se met à marcher sans éprouver de douleur et sans avoir besoin d'appui.

OBSERVATION 29. — *Lumbago rhumatismal ; cessation de la douleur et retour des mouvements à la suite de l'électrisation localisée.*

L..., cocher, souffre depuis trois jours d'une raideur douloureuse dans les lombes, lorsque, sur mon conseil, il prend un bain sulfureux qui ne produit qu'une très-légère détente momentanée. Le lendemain, les mouvements sont aussi difficiles que précédemment, il éprouve la plus vive douleur aux moindres mouvements du tronc et ne peut se tenir tout à fait redressé. Je lui pratiquai alors une électrisation vigoureuse avec la machine usuelle de Ruhmkorff donnant un courant intense ; l'opération est douloureuse, mais après deux ou trois minutes à peine, l'ayant interrompue pour demander au malade comment il se trouvait et l'ayant engagé à essayer les mouvements et les attitudes qui tout à l'heure lui étaient interdits, je constate avec satisfaction que la souplesse de la masse sacro-lombaire est revenue et que tous les mouvements sont faciles. L... est ébahi de ce résultat.

L'électrisation est répétée le lendemain quoique l'état du sujet soit très-satisfaisant, et dès lors il n'a ressenti aucun malaise qui pût rappeler le lumbago dont il avait été si rapidement débarrassé.

Dans ces deux cas, la guérison a été aussi complétement et aussi facilement obtenue que dans les myodiastasis les plus simples. Mais les effets de la faradisation ne sont pas toujours aussi satisfaisants, comme le prouve l'une des nombreuses observations recueillies par un de mes élèves les plus regrettés.

OBSERVATION 30. — *Cinésialgie lombaire sans diastasis chez un rhumatisant ; amélioration par le courant d'induction.*

(Recueillie par M. PAX, externe.)

Pierre F..., âgé de 49 ans, journalier, est rhumatisant et souffre fréquemment de douleurs musculaires qu'il contracte au plus léger refroidissement. Aussi a-t-il pris l'habitude de porter une ceinture de flanelle.

Le 8 septembre 1868, il crut ressentir son malaise accoutumé dans la région des reins, néanmoins il continua tranquillement son travail qui consistait à empiler du bois, lorsque, tout à coup et sans aucun effort, il fut pris d'un sentiment de faiblesse dans les lombes avec difficulté de maintenir la station verticale et, à plus forte raison, de soutenir le corps penché en avant ; sensation bientôt suivie d'une vive douleur qui le força à s'arrêter. Le lendemain il se présente à la consultation de l'hôpital Beaujon, où il subit l'application de six ventouses scarifiées. Le soulagement fut peu notable et très-fugace, et depuis lors comme auparavant tout travail fut impossible.

En conséquence le sujet vient à la consultation de M. Gubler le 12 septembre. Nous le trouvons dans l'état suivant : la marche est difficile et ne s'effectue sans trop de douleur qu'à l'aide des plus grandes précautions ; mais, quoi qu'il fasse, au moment où il s'assied, Pierre F... éprouve toujours de vives souffrances dans le bas de la région lombaire. Le plus léger mouvement de flexion ou d'extension du tronc est également douloureux.

L'électrisation est pratiquée d'abord par un courant très-faible dont on augmente ensuite graduellement l'intensité. Après une séance de douze minutes, le malade accuse beaucoup de soulagement mais non une disparition complète du mal. Cependant l'amélioration est considérable : il remet sa chemise et ses habits beaucoup plus facilement qu'avant l'opération.

Non-seulement les résultats immédiats de la faradisation sont quelquefois incomplets dans les cinésialgies d'origine rhumatismale, mais souvent ils ne sont pas aussi durables que dans les cas exempts de toute complication diathésique. Chez certains sujets la douleur est assez bien enlevée par l'application des courants induits, mais elle reparaît avec une certaine intensité au bout de quelques heures et nécessite une série de faradisations quotidiennes ou même répétées deux fois par jour, lorsque l'affection est intense et rebelle. Mais ce sont là de rares exceptions. En général, après deux ou trois électrisations, les douleurs aiguës ne se reproduisent plus, et il ne reste dans la région qu'une vague sensation de gêne et d'endolorissement.

Les douleurs musculaires directement engendrées par le froid, sans le secours de la prédisposition rhumatismale, cèdent également aux courants d'induction et parfois aussi vite et aussi complétement que celles du myodiastasis. En voici un exemple :

OBSERVATION 31. — *Douleur musculaire par l'impression du froid. — Électrisation ; guérison instantanée.*

(Recueillie par M. RENAULT, externe.)

V..., âgé de 34 ans, cordonnier, de taille moyenne et d'une bonne santé habituelle, a couché avec sa fenêtre ouverte dans la nuit du 16 au 17 juin 1868, la chaleur étant excessive cette année.

Le matin, en se réveillant, il a éprouvé de vives douleurs à la région lombaire, au flanc gauche et le long de la ceinture, toutes les fois qu'il a voulu fléchir le tronc en avant et sur le côté gauche.

Il s'est présenté aussitôt à la consultation de l'hôpital Beaujon, où, sur la prescription de M. Gubler, on lui pratique l'électrisation localisée.

Les électrodes sont appliqués successivement ; sur le flanc gauche dans le sens des fibres des muscles obliques ; sur la ceinture dans le sens des fibres des muscles transverses ; sur le muscle grand droit de l'abdomen du côté gauche, et sur la masse sacro-lombaire du même côté. Tous ces muscles se contractent énergiquement sous l'influence de l'excitation électrique et au bout de 5 à

7 minutes le malade peut fléchir le tronc dans tous les sens sans éprouver aucune douleur.

Mais, parmi les cinésialgies *a frigore*, le cas le plus remarquable qu'il m'ait été donné d'observer est celui dont les détails ont été recueillis par mon très-distingué et excellent interne, M. Albert Robin.

OBSERVATION 32.— *Affection* a frigore *de l'épaule et du bras droit, et de tout le côté correspondant du thorax.— Douleurs permanentes exaspérées par les contractions. — Contracture. — Analgésie. — Guérison complète après deux séances d'électrisation.*

Jean-Baptiste D..., journalier, âgé de 42 ans, entre à l'hopital Beaujon, salle Saint-Louis, n° 10, le 5 mai 1874.

Santé antérieure excellente; dit n'avoir jamais fait une heure de maladie. Homme bien musclé et très-robuste.

Il y a huit jours D... se livrait à un travail très-fatigant : il fit trois déménagements dans la même journée. En regagnant son domicile, comme il était couvert de sueur, il ressentit une vive impression de froid et se mit au lit avec quelques petits frissons.

Le lendemain au réveil, il lui fut impossible de remuer l'épaule et le membre supérieur du côté droit. Les parties étaient le siége d'une douleur extrêmement vive qu'exaspérait le plus léger mouvement. La douleur occupait aussi tout le côté droit du thorax, la respiration était très-gênée, chaque effort inspiratoire arrachait des cris au malade.

Les muscles de l'épaule sont un peu contracturés, ce qui explique les douleurs spontanées ressenties par D... La contracture porte plus spécialement sur les muscles de la région sous-épineuse. Sur la surface de l'épaule, la partie postérieure et externe du bras et la face postérieure de l'avant-bras, la sensibilité est obtuse. On peut piquer légèrement la peau avec une épingle sans que la sensation douloureuse soit perçue.

Le 6. M. Gubler électrise toutes les régions douloureuses pendant 15 minutes à peu près. Immédiatement après la séance la douleur est diminuée ainsi que l'analgésie.

Dans la soirée le malade remarque que les muscles contracturés commencent à se détendre.

Le 7. Seconde séance d'électrisation de 10 minutes. La sensibilité reparaît intacte. D... peut faire mouvoir son bras et son épaule. La respiration devient plus libre et reprend son rhythme normal.

Le 8. *Un groupe d'herpès* apparu sur la lèvre inférieure nous fixe sur la nature *a frigore* de la maladie. Toute douleur, toute gêne respiratoire ont disparu; à peine reste-t-il encore un peu de raideur dans la région précédemment si douloureuse.

Le 9. Guérison complète.

Le 13. Le malade que l'on avait gardé pendant quelques jours en observation, dans la crainte d'une récidive, sort absolument guéri.

Ici l'affection était complexe et occupait une grande étendue ; elle n'était pas exclusivement musculaire puisqu'il existait de l'analgésie en même temps que des douleurs pouvant se rapporter aux masses musculaires du membre supérieur et du côté droit du thorax ; on peut encore conjecturer que la contracture et la douleur permanente dépendaient d'un certain degré de névrite du plexus brachial. Eh bien, malgré ces conditions défavorables, constituant même jusqu'à un certain point des contre-indications à l'emploi de l'électricité, deux applications de courants faradiques ont suffi à calmer le spasme et à dissiper les douleurs fixes ainsi que les crises douloureuses excitées par les contractions volontaires.

Un résultat si remarquable est bien fait pour encourager les praticiens à tenter de nouvelles applications de l'électricité au traitement des états morbides essentiellement douloureux.

Je n'avais pas attendu ce fait capital pour essayer l'emploi de la faradisation dans ces *douleurs latérales* en apparence indépendantes de toute phlegmasie, bien qu'elles se rattachent habituellement à un travail subinflammatoire, et qu'on désigne provisoirement sous le nom de pleurodynie. Bien des faits différents sont confondus sous cette vague dénomination : on appelle ainsi le point de côté de la pleurésie avant l'apparition d'un signe plus caractéristique de cette affection ; la névrite intercostale passe aussi quelquefois pour une pleurodynie ; mais les cas les plus communs sont ceux de rhumatisme ou d'affections rhumatoïdes *a frigore* des muscles intercostaux, ceux de myodiastasis ayant le même siége, auxquels il faut joindre les points purement névralgiques des névropathiques et des sujets atteints de névralgie intercosto-brachiale.

Naturellement tous ces états morbides ne sont pas également jusiciables de l'électricité ; il en est même qui excluent absolument l'emploi de ce moyen héroïque ; mais les douleurs musculaires fixées dans les intercostaux à la suite d'un effort, de l'action du froid, ou bien sous l'influence de la diathèse rhumatismale, obéissent, comme les autres myosalgies, aux courants des machines électro-dynamiques.

Je pourrais apporter de nombreux exemples à l'appui de cette proposition si j'avais tenu note de tous les cas dans lesquels j'ai fait l'application de l'électricité. Par malheur je ne possède là-dessus qu'une seule observation très-brève que M. le Dr A. Bordier a recueillie pendant son internat dans mon service.

OBSERVATION 33. — *Variole modifiée par la vaccine. — Pleurodynie dans la convalescence. — Electrisation ; guérison immédiate.*

Une jeune femme de 21 ans entre à l'hôpital Beaujon, salle Sainte-Marthe, n° 43, le 20 mai 1866, avec un *rash* scarlatiniforme très-intense et de l'angine érythémateuse. Elle raconte qu'elle a été vaccinée dans son enfance et qu'elle est malade depuis trois jours. Elle a d'ailleurs visité à plusieurs reprises une de ses amies atteinte de petite vérole. Les urines ne sont pas albumineuses, mais contiennent de l'acide urique en excès et surtout une forte proportion d'urée, comme c'est la règle dans la variole.

Les jours suivants l'éruption varioleuse se développe et suit la marche accoutumée de la varioloïde.

La malade était en pleine desquamation, lorsqu'un matin elle fut réveillée par une douleur de côté tellement vive que la respiration en était excessivement gênée et qu'il lui était impossible de se retourner dans son lit. Un effort pour respirer un peu plus profondément lui arrachait des cris. Cependant, on ne constatait à l'auscultation aucun bruit anormal, et si le murmure vésiculaire était affaibli, c'était sans aucun doute parce que les mouvements respiratoires étaient insuffisants, car la sonorité était à peu près aussi claire que de l'autre côté, malgré la contraction instinctive des muscles de la région douloureuse. M. Gubler prescrit la faradisation, qui est pratiquée à midi avec l'appareil de Ruhmkorff. Après quelques minutes d'application du courant induit, la douleur latérale a complétement disparu et la poitrine peut se déployer librement sans qu'il en résulte aucun malaise.

La faradisation donnerait ordinairement de bons résultats dans des circonstances analogues à celles dont il vient d'être question. Cette année même j'ai encore rendu mes élèves, à l'hôpital Beaujon, témoins d'un semblable succès. Mais, pour déterminer plus rigoureusement le degré d'efficacité de ce moyen, ainsi que ses indications et ses contre-indications formelles, il faudra multiplier les applications de l'électricité aux différents cas englobés sous le nom de pleurodynie.

Actuellement mes propres observations ne me permettent pas d'aller au delà des propositions générales qui suivent : 1° le myodiastasis intercostal cède aussi rapidement et aussi complétement que les autres à l'action des courants induits ; 2° les états rhumatoïdes des intercostaux sont avantageusement modifiés par le même moyen, bien que les douleurs qui s'y rattachent reparaissent habituellement après une première électrisation ; 3° les affections nerveuses manifestées par la douleur intercostale s'atténuent principalement par le procédé de la révulsion à l'aide du pinceau métallique ; 4° les douleurs intercostales liées à une pleurésie aiguë, à une pleuro-pneumonie, à un phlegmon des parois, non-seulement n'éprouvent aucun soulagement de la part de l'électricité mais contre-indiquent évidemment l'emploi de cet agent de stimulation. Malgré ces réserves le praticien trouvera souvent encore l'occasion d'appliquer les courants électriques à la curation des douleurs confondues sous le nom de point latéral ou de pleurodynie.

Les douleurs musculaires d'origine réflexe qui accompagnent les métrites chroniques, les inflammations des annexes de l'utérus, les

pelvi-péritonites ou bien les congestions hémorrhoïdales, les prosta-
tites, les épididymites, les adénites et généralement toutes les phlegmasies chroniques et les tumeurs ou les dégénérescences des organes
pelviens, seront également combattues avec avantage par la faradisation ; du moins elles seront momentanément atténuées ou dissipées
comme je l'ai vu dans le petit nombre de cas où j'en ai fait l'expérience.

J'ignore ce que donnera l'électricité dans les tics douloureux proprement dits, où la convulsion prime l'élément névralgique; mais je
pense qu'il serait déraisonnable d'attendre le succès complet généralement obtenu dans les lésions musculaires pures, car l'irritation
primitive du nerf moteur échapperait au moins partiellement à
l'action bienfaisante du courant électrique.

Je ne sais pas davantage le destin réservé à cet agent thérapeutique dans le traitement de la douleur symptomatique de la fissure
anale, car je n'ai jamais été en mesure d'en essayer l'emploi ; seulement cette application me paraît rationnelle et je crois à la possibilité
du succès. Mon opinion se fonde sur l'analogie qui existe entre la
proctalgie symptomatique de la fissure anale et les douleurs de contraction étudiées dans les pages précédentes. La douleur de la fissure
à l'anus ne réside pas dans la muqueuse, puisqu'elle manque avec
des ulcérations plus étendues mais plus superficielles. Elle n'est pas
une véritable névralgie, car elle n'offre ni les irradiations indiquées
par la ramescence et les conjugaisons nerveuses, ni les paroxysmes
en apparence spontanés, ni l'indépendance relative des névropathies
eu égard aux conditions de repos ou de mouvement de la partie affectée. Au contraire cette douleur, habituellement assoupie dans les
intervalles des exonérations, éclate en crises violentes, en tortures
épouvantables à l'occasion de toute dilatation de l'orifice inférieur
du rectum par un effort ou par le passage du contenu solide de l'intestin. Des recrudescences secondaires existent bien dans les temps
de repos, mais elles trouvent encore leur explication dans une excitation réflexe du sphincter, partie de la muqueuse ulcérée et due au
contact d'une substance irritante, d'une parcelle de matière fécale,
ou bien produite par l'ondée sanguine, par un tiraillement résultant
soit de la contraction des muscles dilatateurs, soit des mouvements
péristaltiques ou des changements de position du corps. Toutes ces
causes occasionnelles donnent lieu a une contraction excessivement
douloureuse des fibres circulaires, parce que celles-ci sont enflam-
mées, altérées dans leur structure et mises à nu dans le point correspondant à la solution de continuité de la muqueuse.

Le cas est analogue à celui des cinésialgies rhumatismales où par myosite des muscles volontaires; il en diffère toutefois par une circonstance importante : c'est que dans ces dernières cinésialgies la douleur aiguë est momentanée, tandis qu'elle persiste une ou plusieurs minutes dans le sphincter anal, à la suite de la défécation. Cette différence n'a rien d'inattendu : elle est en rapport avec celle des sources d'innervation et des rôles à remplir par les deux sortes d'appareils contractiles. Avec les muscles de la vie de relation, que la volonté immobilise ou contracte à son gré, les douleurs cinésialgiques peuvent être instantanées. Avec des muscles à demi involontaires les douleurs se renouvellent capricieusement et se prolongent, sans mesure, comme les contractions automatiques, inévitables et insoumises, d'où elles procèdent.

Le traitement chirurgical de la fissure à l'anus fournit encore une autre démonstration de la nature cinésialgique de la douleur qui accompagne cette lésion. Effectivement la dilatation ne peut rien contre une véritable névralgie, et d'ailleurs les filets nerveux dont la direction est rayonnante, échappent à son action mécanique. En revanche, elle amène toujours la déchirure des fibres circulaires du sphincter, et de préférence dans le point qui correspond à la fissure, là où les fibres sont préalablement altérées. Or, une fois la rupture opérée, les contractions musculaires sont nécessairement indolores puisque la rétractation facile des deux bouts de chaque faisceau brisé rend désormais tout tiraillement impossible et supprime ainsi la cause prochaine de cinésialgie.

Je n'insiste pas d'avantage sur une question qui mérite d'être reprise et traitée à fond par les pathologistes et les thérapeutistes.

Jusqu'à présent il ne s'est agi que des douleurs de contractions ayant leur siége dans les muscles striés, soumis au moins partiellement à l'influence immédiate de la volonté; disons maintenant quelques mots des cinésialgies occupant les muscles involontaires, à fibres lisses.

Ici l'électricité perd une grande partie de son importance et peut-être doit-elle céder le pas à la chaleur dont tout démontre, à mes yeux, la supériorité lorsque les douleurs de contraction se font sentir dans les appareils de la vie organique.

Les coliques et les tranchées ne sont-elles pas instinctivement combattues par les applications chaudes? Et l'habitude de coucher sur le ventre un enfant tourmenté de coliques ne s'explique-t-elle pas de la manière la plus satisfaisante, par l'obstacle apporté au refroidissement de la région abdominale et par le réchauffement positif dû au contact de la main de la mère avec le ventre de son nourrisson?

La caléfaction est le procédé universellement employé contre les coliques. Moins efficace contre les coliques hépatiques ou néphrétiques, elle réussit particulièrement contre les douleurs qui occupent les intestins et qui, loin d'être, comme on le croit généralement, de véritables entéralgies, ont plus habituellement le caractère cinésialgique, en ce sens qu'elles sont étroitement liées à la convulsion de la tunique contractile.

Au reste, la même observation s'applique aux hépatalgies et aux douleurs néphrétiques qui seraient à vrai dire des cinésialgies, soit du canal cystique ou du canal cholédoque, soit du bassinet et de l'uretère. En effet, l'élément spamosdique paraît jouer dans les deux états morbides le rôle principal, si l'on en juge d'après les caractères de la douleur qui coïncide toujours avec les contractions convulsives. Ces convulsions, manifestées quelquefois par les changements de forme du ventre et même par des mouvements vermiculaires péristaltiques ou antipéristaltiques, visibles au travers des parois abdominales amincies chez les femmes récemment accouchées par exemple, sont plus souvent et mieux démontrées par la propulsion des matières fécales et par des selles répétées, lorsque ces matières sont liquides. Il en est de même pour les tranchées utérines, toujours accompagnées de l'expulsion des matières solides ou liquides renfermées dans la cavité de la matrice. Cependant on ne peut se fonder uniquement sur cette coïncidence pour établir la réalité d'une douleur de contraction : il faudrait y joindre encore une autre considération, c'est que la douleur n'existe que pendant la contraction et ne se fait plus sentir dans les intervalles de repos, ce qui n'aurait pas lieu si la névralgie était protopathique et s'accorde au contraire très-bien avec l'idée d'une cinésialgie symptomatique de quelque affection rhumatoïde ou autre des parois intestinales ou du corps de l'utérus.

Les excellents résultats de la caléfaction dans ces diverses cinésialgies doivent faire admettre de la part de la chaleur une manière d'agir semblable à celle de l'électricité. Comme cette dernière, sans doute, elle ne rend les contractions indolores qu'en restituant à la structure organique ses conditions normales. Mais les effets métamorphiques de la chaleur impliquent, à leur tour, un pouvoir stimulant sur les fibres lisses des appareils gouvernés par le trisplanchnique. Or, cette propriété est rendue évidente par les faits cliniques. Dans la colique flatulente, avec atonie et distension gazeuse des intestins, il n'y a pas de meilleur moyen de réduire la pneumatose et de faire revenir activement le tube digestif sur lui-même que de faire sur l'abdomen des applications chaudes, qui sont ainsi le plus puissant des carminatifs.

En définitive, le calorique est l'excitant physiologique des fibres lisses et de la contractilité automatique, au même titre que l'électricité est celui des fibres striées et de la contractilité volontaire. Sans doute, l'un et l'autre agissent sur les deux catégories de muscles et stimulent les deux sortes de mouvement; mais chacun de ces fluides impondérables fait plus particulièrement élection d'un ordre de fibres dont il influence spécialement la fonction.

La conséquence pratique est facile à tirer de ces réflexions; la voici : l'électricité est l'agent curatif par excellence des cinésialgies de l'appareil moteur volontaire, tandis que la chaleur doit être réservée pour les douleurs viscérales en rapport avec les modifica tions pathologiques des muscles de la vie végétative.

On pourrait cependant, en opposition avec cette doctrine, citer de certains faits qui semblent démontrer la puissance de l'électricité, même dans les cas de cinésialgie des muscles à fibres lisses. Mais, ainsi qu'on va le voir, la contradiction est plus apparente que réelle.

Les beaux résultats obtenus avec la faradisation dans la colique saturnine par M. Briquet et par beaucoup de cliniciens ou d'électriciens, après notre éminent collègue de l'Académie de médecine, ne sauraient porter aucune atteinte à la valeur des propositions dans lesquelles se résument, selon moi, les indications thérapeutiques du calorique et de l'électricité, puisqu'il n'est pas suffisamment prouvé que la colique de plomb est une cinésialgie.

Plusieurs particularités me portent même à croire que sa nature est tout autre. D'abord, contrairement à ce qui se passe dans les coliques proprement dites, les douleurs sont permanentes, avec exacerbations, comme dans les névralgies. En second lieu, durant les paroxysmes, aucun phénomène ne trahit l'existence de spasmes intestinaux : il n'y a ni bruits gazeux, ni mouvements appréciables pour le malade ou pour l'observateur; loin de là, l'exonération est impossible et tout démontre une paresse, sinon une paralysie véritable de la tunique musculeuse de l'intestin.

Les seules circonstances favorables à l'idée d'une contracture intestinale : forme carénée du ventre, effacement du calibre de l'intestin, s'expliquent aussi bien par la diète, la prédominance de l'absorption sur la sécrétion, l'assèchement et la réduction excessive des matières stercorales. Le retrait de la masse intestinale a même encore une autre cause : c'est l'anémie saturnine et l'ischémie si prononcée dans le foie et les autres viscères abdominaux, chez les sujets empoisonnés par le plomb.

D'un autre côté, l'expérience démontre l'utilité des applications chaudes dans les cas de coliques saturnines, ainsi que celle des substances médicamenteuses qui, telles que l'opium ou le chloroforme et les alcooliques, sont douées d'une action stimulante, topique ou diffusée, sur le réseau capillaire sanguin, et donnent lieu, par conséquent, à des effets comparables à ceux d'une température élevée.

A la vérité ces mêmes agents, pondérables ou non, ne se comportent pas autrement avec les douleurs franchement musculaires, et je n'attacherais à ce dernier argument qu'une médiocre importance, s'il n'était démontré que l'électricité l'emporte de beaucoup en efficacité, et qu'elle agit spécialement en qualité d'hypercinétique comme dans les cas de coup de fouet ou de lumbago. Mais il n'en est rien.

Effectivement, le procédé d'électrisation, qui réussit le mieux dans les douleurs abdominales d'origine métallique, n'est pas celui qui convient aux cinésialgies véritables ; car tous les expérimentateurs recommandent de provoquer une violente douleur au moyen du pinceau électrique, mais nullement de faire arriver jusqu'aux parois musculaires de l'intestin un courant capable de mettre en jeu sa contractilité engourdie ou absente, ou bien altérée d'une manière quelconque.

En un mot, les praticiens ne demandent pas à l'électricité l'excitation motrice qui rétablit la structure musculaire, mais une spoliation nerveuse et conséquemment une puissante révulsion, telle que l'exige le traitement d'une névralgie pure.

Pour toutes ces raisons, la colique saturnine doit être envisagée comme une véritable entéralgie plutôt que comme une cinésialgie viscérale. Les succès de l'électrisation *algésiante* et révulsive, dans cette affection, n'infirment donc en rien le fait de la supériorité du calorique contre les douleurs de contraction qui ont leur siége dans les muscles lisses. Néanmoins, des observations précises et plus nombreuses sont indispensables pour donner à cette opinion la valeur d'une démonstration scientifique, aussi bien que pour éclairer quelques points encore obscurs de notre sujet.

En attendant le travail de l'avenir, je crois pouvoir formuler les propositions suivantes dans lesquelles se résume ce premier mémoire.

1° Parmi les myosalgies de nature inflammatoire et les névralgies elles-mêmes, se trouvent jusqu'ici confondues des douleurs qui, par leur mécanisme de production et leurs caractères subjectifs ou apparents, en même temps que par leur marche, leur terminaison et surtout par les agents thérapeutiques auxquels elles obéissent, doivent être nettement distinguées de toutes les autres affections douloureuses du système sensitivo-moteur.

2° Ces douleurs attachées aux mouvements de la région et issues d'une contraction défectueuse, en vertu probablement de la loi de transformation des forces organiques les unes dans les autres, méritent la dénomination de *cinésialgies* ou de *kinésialgies* (1).

3° Les cinésialgies se montrent indifféremment dans les deux appareils contractiles : à fibres striées ou à fibres lisses, animés par les nerfs cérébro-spinaux ou par ceux du grand sympathique.

Seulement, elles sont connues sous des noms différents, selon Leurs siéges et suivant les troubles fonctionnels par lesquels elles, se manifestent.

4° *Les douleurs de contraction* reconnaissent pour condition prochaine une modification structurale de la fibre musculaire, spontanée ou déterminée par une action mécanique, constituant tantôt un état protopathique et tantôt un symptôme réflexe de la lésion d'un organe éloigné.

5° Les cinésialgies traumatiques sont dues le plus souvent à une contraction excessive ou irrégulière, en rapport avec un effort voulu ou instinctif. Mais elles peuvent également se produire à l'occasion d'un mouvement très-modéré.

6° Elles sont le résultat d'une distension des fibres musculaires, pouvant aller jusqu'à la rupture partielle, et deviennent le signe évident d'une sorte d'*entorse musculaire* à laquelle s'applique la dénomination de *myodiastasis*.

7° *Le diastasis musculaire* est favorisé par l'*incohésion* de la subtance charnue à l'état de relâchement, et s'explique par le défaut de synergie des diverses portions d'un même muscle ou des différents muscles congénères.

8° Les symptômes du myodiastasis se réduisent pour ainsi dire à la douleur de contraction et aux troubles fonctionnels qu'elle occasionne. Le diagnostic différentiel doit être établi par rapport à la brisure d'un os, à la rupture d'un tendon, ou bien à un rhumatisme musculaire et à quelques autres états morbides.

9° Le traitement palliatif se fait au moyen du massage, des frictions, des topiques stimulants ou irritants, de la chaleur, des bains de baignoire ou d'étuve, des émissions sanguines locales, des injections sous-cutanées ou intra-musculaires de substances narcotiques, etc.

---

(1) Cette dernière expression a l'avantage de mieux rendre la prononciation du radical grec et d'éviter à l'auditeur un moment d'incertitude, par la suppression d'une consonnance excessivement fréquente dans les mots les plus disparates, empruntés à la langue du père de la médecine (cynique, cyanique, synézizis, etc.). J'ai cependant cru devoir écrire « cinésialgie » parce que les dérivés français du mot κίνησις, à l'exception de kinésithérapie, qui n'est guère usité, sont conformes à cette orthographe (hypocinétique, hypercinétique, etc.).

10° Le seul agent absolument curatif est l'électricité.

11° La faradisation locale semble préférable aux autres procédés d'électrisation. Souvent elle emporte d'emblée la douleur ; en tous cas, elle l'atténue considérablement en quelques minutes.

Deux ou trois séances suffisent généralement à faire disparaître sans retour les cinésialgies les plus intenses, alors même qu'elles persistent depuis plusieurs semaines ou depuis plusieurs mois et tendent vers la chronicité..

12° Cette efficacité constante et cette merveilleuse rapidité d'action des courants induits sont la meilleure preuve à invoquer en faveur de l'opinion : que les douleurs du myodiastasis, étrangères à la rupture des muscles ainsi qu'à tous les désordres anatomiques grossiers, dépendent uniquement d'un état moléculaire particulier de la fibre contractile, tiraillée et distendue pendant l'effort.

13° L'électricité se montre presque aussi irrésistible vis-à-vis de plusieurs autres sortes de cinésialgies.

Nous en avons constaté la puissance dans la cinésialgie par contusion musculaire, dans les affections *a frigore* et rhumatismales des muscles, même quand il existait concurremment de la contracture et des douleurs permanentes.

Elle nous a donné d'excellents résultats dans la pleurodynie.

14° Quant aux cinésialgies viscérales, connues sous les noms de coliques et de tranchées, elles me paraissent devoir être traitées plus avantageusement par le calorique, dont l'influence est prépondérante sur les muscles lisses des appareils de nutrition.

15° Cependant il est probable que les sphincters de l'anus, formés de fibres striées, se comporteront à la manière des muscles entièrement soumis à l'empire de la volonté. Et tout fait espérer que la douleur de la fissure anale, qui est vraisemblablement une cinésialgie réflexe, cédera comme les autres à l'action des courants faradiques, pourvu que l'élément phlogistique ne représente dans le phénomène qu'un facteur négligeable.

BIBLIOGRAPHIE.

La bibliographie relative au *Diastasis musculaire* se réduit à deux ou trois citations ; celle de la *Cinésialgie* est à peu près nulle. Voici à cet égard les seules indications que nous puissions fournir.

A. Vidal (de Cassis), *Traité de pathologie externe et de médecine opératoire*, Paris, 1849, t. II, p. 436.

A. Gubler, *Des paralysies dans leurs rapports avec les maladies aiguës* (*Archives gén. de méd.*, Paris, 1860, p. 69 du Mémoire).

E. Follin et S. Duplay, *Traité de pathologie externe*, t. II, p. 178 et suiv., Paris, 1863.

Ch. Richet, *Observation sur le traitement du tour de reins par l'électricité* (*France médicale*, 6 mai 1874).

Clichy. — Imp. Paul Dupont, rue du Bac-d'Asnières, 12. (2014, 74.)

[illegible]

[illegible]